Die diesjährige Ausgabe unserer Taschenbuchreihe bringt den zweiten Teil aus dem Buch „Die Ärzte der Großen" von Heinz Sponsel. Sicher wird auch der Inhalt des vorliegenden Büchleins Ihr Interesse finden.

Ihre
Medipharm SA/Renapharm SA
Pharmaceutica
Broc/FR

HEINZ SPONSEL

ÜBER

DIE

ÄRZTE

DER

GROSSEN

MEDIPHARM SA/RENAPHARM SA
PHARMACEUTICA
1636 BROC/FR

Sonderdruck von
Heinz Sponsel, Über die Ärzte der Großen
Econ Verlag GmbH
(ISBN 3 430 18674 9)
© 1976 Econ Verlag GmbH, Düsseldorf und Wien

Gesamtherstellung: Ebner Ulm

Umschlagentwurf: Prof. Günter Jacki, Institut für Buchgestaltung der Staatlichen Akademie der Bildenden Künste, Stuttgart.

Printed in Germany 1982 für
Medipharm SA/Renapharm SA, CH-1636 Broc/FR
(H828935CH)

Inhalt

Adolf Hitler

Die Spritzen des Dr. Morell

Das Krankenblatt des »Patienten A«
Morells fragwürdige Spritzenkuren
Überraschende Heilerfolge des »Reichsspritzenmeisters«
Aufstand der Ärzte gegen Dr. Morell
Hitler, ein menschliches Wrack
Der Mordversuch Dr. Giesings am Diktator
Death by hanging

Was will ein Mensch, der Schmerzen hat? Den Arzt finden, der ihn so schnell wie möglich von seinen Schmerzen befreit. Was will ein Mensch, der keinen Schlaf mehr kennt? Daß der Arzt komme, der die unerträglichen Nächte wieder erträglich macht. Egal mit welchen Mitteln. Ob mit Injektionen, Tabletten oder sonstwie. Wer fragt da schon nach möglichen Spätfolgen der Medikamente, der Spritzen? Der Heilige nicht und nicht der Verbrecher. Der Diktator genausowenig wie der Demokrat. Für den Arzt freilich, der den Diktator behandelt, steht mehr auf dem Spiel als für jeden anderen. In Diktaturen gibt es Konzentrationslager, Volksgerichtshöfe, die schnell eine Anklage zimmern, und Richter in roten Roben, die noch schneller auf Todesstrafe erkennen.

Im Jahr 1936 suchte Adolf Hitler den Arzt, der ihn von seinen unerträglichen Magenschmerzen, seinen Blähungen befreite. Dr. Karl Brandt, sein Leibarzt, war nur Chirurg. Aber hier war nichts herauszuoperieren, kein Krebs, kein Geschwür.

Heinrich Hoffmann, Hitlers Hoffotograf seit den Tagen des Marsches zur Feldherrnhalle im Jahr 1923, weiß Rat. Und Hitler vertraut dem Rat seiner alten Kämpfer mehr als jedem anderen. Heinrich Hoffmann erinnert sich. Ein Jahr ist es erst her. Die Krankheit war unangenehm. Er verschweigt sie auch vor Hitler. Über Gonorrhöe spricht niemand gern. Aber der Arzt ist zu empfehlen. Er hat ihn, den Hoffotografen, geheilt. So fällt der Name: Dr. Theo Morell, und so beginnt eine Karriere . . .

In Ärztekreisen wird der Name Morell mit einer abwertenden Handbewegung ausgesprochen. Erfolgreich? Ja, gewiß, aber doch höchst dubios. Ein Prominentenarzt, ein Modearzt. Schauspieler, Regisseure, Filmproduzenten – aber auch Parteifunktionäre gaben sich ein Stelldichein in seiner luxuriösen Praxis am Kurfürstendamm zu Berlin. Doch das Wort erfolgreich wiegt schwerer als das Wort dubios. Auch wenn auf dem weißen Schild am Haus am Kurfürstendamm zu Berlin zu lesen ist: Dr. Theo Morell, Facharzt für Haut- und Geschlechtskrankheiten.

Sein »Steckbrief«:

1886 in Traisa in Hessen geboren, Studium der Medizin in Gießen, Heidelberg und Paris, Schiffsarzt beim Norddeutschen Lloyd, praktischer Arzt in München und Offenbach, Chirurg im Ersten Weltkrieg an der Westfront, dann Praxis in Berlin. Das Zeugnis Heinrich Hoffmanns zählt für Hitler mehr als alles andere. Er erfährt auch, daß Morell ein sogenannter schneller Arzt sei, mit seinen Injektionen also in kürzester Zeit erstaunliche Erfolge erziele. Genau der Arzt, den Adolf Hitler brauchte. Er hatte keine Zeit für langwierige Behandlungen. Die Olympiade war vorbei. Die Staatsmänner der Welt waren in Berlin zu Gast gewesen. Die Mission, die der »Führer« in seinen Reden der Vorsehung zuschrieb, wartete auf Erfüllung: Ein neues Römisches Reich deutscher Nation mit Grenzen am Ural und am Atlantik, am Nordkap und an den afrikanischen Gestaden des Mittelmeers.

Keine Zeit für Schmerzen ...

Wer war dieser Dr. Theo Morell wirklich? Über kaum einen anderen Arzt aus Hitlers nächster Umgebung gehen die Meinungen so sehr auseinander wie über ihn. Der englische Historiker H. R. Trevor-Roper, der ihn kennenlernte, als er nach dem Zusammenbruch des 3. Reichs das Zivil-Internierungslager 29, berüchtigt als das ehemalige Konzentrationslager Dachau, besuchte, charakterisierte ihn so:

»Spricht man aber über Morell, so kann man nur schwer die gemäßigten Ausdrücke und den seinem Beruf angemessenen Wortschatz verwenden. Wer diesen plumpen Mann mit den kriecherischen Manieren, der undeutlichen Sprechweise und den hygienischen Gewohnheiten eines Schweins nach seiner Internierung durch die Amerikaner sah, konnte nicht begreifen, wie dieser Mann von irgend jemand zum Leibarzt erwählt werden konnte. Aber Hitler wählte ihn nicht nur, er hielt sich ihn neun Jahre lang ständig als behandelnden Arzt, zog ihn allen anderen Ärzten vor und unterwarf sich, gegen einstimmigen Rat, den verheerenden Folgen dieses Scharlatans.«

Dr. Karl Brandt, Chefchirurg Hitlers, gab im Nürnberger Ärzteprozeß 1947 folgendes zu Protokoll:

»Morell wandte sich immer mehr der Behandlung durch Injektionen zu, bis er sich zuletzt ausschließlich dieser Methode bediente. Gegen leichte Erkältungen z. B. verabreichte er große Dosen von Sulfonamiden. Morell und ich stritten oft darüber. Dann begann Morell, Injektionen, die Dextrose, Hormone, Vitamine enthielten, zu verabreichen, nach denen der Patient sich sofort wohler fühlte. Diese Art Behandlung machte auf Hitler anscheinend großen Eindruck. Wenn er eine Erkältung kommen spürte, ließ er sich von Morell drei bis sechs Injektionen täglich geben und verhütete dadurch eine wirkliche Entfaltung der Infektion. Therapeutisch war das zufriedenstellend. Dann begann Morell, seine Mittel prophylaktisch zu verwenden. Wenn Hitler an einem kalten oder regnerischen Tag eine Rede zu halten hatte, so ließ er sich am Tage vorher, am Tag der ·Rede und am Tag danach Injektionen geben. Dadurch wurde die natürliche Widerstandskraft des Körpers durch ein künstliches Mittel ersetzt.

Als der Krieg begann, betrachtete sich Hitler als unentbehrlich und erhielt während des ganzen Krieges fast dauernd Injektionen. Während der letzten zwei Jahre erhielt er sie täglich. Als ich Morell nach den Namen der benützten Heilmittel fragte, verweigerte er die Antwort. Hitler wurde von diesen Injektionen immer abhängiger; diese Abhängigkeit wurde während des letzten Jahres 1944/45 besonders deutlich.«

Albert Speer, Reichsminister für Rüstung und Kriegsproduktion, schließlich erklärte vor dem Internationalen Gerichtshof in Nürnberg im Hauptkriegsverbrecherprozeß, es gäbe kaum jemand, der wie Hitler die ständige Überanstrengung durch so viele Jahre ausgehalten und sich außerdem einen Arzt ausgesucht habe, der an ihm vollkommen neue Heilmittel ausprobierte, die Hitler arbeitsfähig erhalten sollten und gleichzeitig ein einzigartiges medizinisches Experiment darstellten. »Morell gelang es, Hitlers Erschöpfungen mit Hilfe künstlicher Stimulantin zu verhehlen, eine Methode, die bekanntlich mit dem vollständigen Ruin des Patienten enden muß. Aber Hitler hat sich an diese Mittel gewöhnt, die es ihm ermöglichten durchzuhalten, er hat dauernd nach ihnen verlangt, er hat Morell und seine Methoden bewundert und war von ihm und seinen Heilmitteln abhängig.«

Ein etwas differenziertes Bild von Dr. Theo Morell gibt der britische Historiker David Irving, nachdem 1969 Teile der Tagebuchnotizen Dr. Morells und Protokolle seiner Vernehmung im Zivil-Internierungslager 29 von den Amerikanern freigegeben worden waren. Nun stellt sich heraus, daß er kein Quacksalber war, wie H. R. Trevor-Roper behauptet hatte. Die Originalzeugnisse bestätigen, daß Dr. Morell sein medizinisches Examen mit sehr gut bestanden hatte. Daß seine wissenschaftlichen Arbeiten über Bakteriologie und Vitamine in medizinischen Lehrbüchern zitiert wurden. Allerdings schränkt auch David Irving, aus welchen Gründen auch immer, dann ein:

»Er neigte freilich dazu, sich neuer, nicht vollständig erprobter Methoden zu bedienen, sah sich selbst auch vornehmlich als Forscher, wobei er seine Fähigkeiten sicherlich überschätzte. Er selbst war nicht gerade elegant, ein Koloß von einem Mann, über zwei Zentner schwer, ein unbeholfener Tolpatsch, mit dickem, rundem Gesicht, schwarzen Haaren und mächtigen, dichtbehaarten Pranken. Auch seine dicken Wurstfinger straften ihr Aussehen Lügen. Nicht nur spielte er damit Klavier und Orgel. Er war auch ein begnadeter Spritzenkünstler. Schmerzlos, kaum daß die Patienten es merkten, pikte er ihnen die Hohlnadel unter die Haut, in Muskeln und Venen. Aus dieser Geschicklichkeit resultiert auch Morells Vorliebe, jegliche Arznei nach Möglichkeit per Spritze, subkutan, intravenös oder intramuskulär, zu verabreichen.«

Für Eva Braun, Hitlers langjährige Geliebte und spätere Ehefrau, schließlich war Dr. Morell ein übelriechender Schmutzfink, der sie anekelte.

Das erste Krankenblatt, daß Dr. Theo Morell von Adolf Hitler unter der Tarnbezeichnung Patient A anlegte – kurz nach der Olympiade von Berlin 1936 –, verzeichnet Schlaflosigkeit, Magenkrämpfe, Ekzeme an beiden Beinen. Alle Behandlungsmethoden, die vor ihm andere Ärzte versucht hatten – mit Fastenkuren, strenger Diät – hatten keine Besserung gebracht. Zu den anderen Ärzten zählte auch Professor Dr. Bergmann von der Charité in Berlin. Sie alle vermuteten »psychische« Ursachen. Dr. Morell diagnostizierte nach einer gründlichen Untersuchung, daß es nur darauf ankam, die gestörte Verdauung Hitlers wieder in Ordnung zu bringen.

Ein Scharlatan – wie Trevor-Roper Dr. Morell charakterisiert hatte – hätte sich nicht rückversichert. Hätte mit der Behandlung begonnen. Dr. Morell aber schickte Hitlers Exkremente nach Freiburg, zu Dr. Nissle, dem Direktor des Bakteriologischen Instituts an der dortigen Universität.

Dr. Nissles Expertise gab Dr. Morell recht. Sie wies auch darauf hin, daß Hitlers einseitige vegetarische Lebensweise daran schuld sei. Morell wußte, daß der Vegetarismus eine Art Dogma für Hitler sei, der selbst bei Staatesempfängen Steaks aß, die nur nach außen hin wie Steaks aussahen, in Wirklichkeit aber nur aus Gemüse bestanden. Hitler vom Vegetarismus bekehren zu wollen, bedeutete genausoviel, wie aus dem Nationalsozialisten einen Kommunisten machen zu wollen.

Dr. Nissle hatte für Fälle, wie sie auf Hitler zutrafen, ein Medikament entwickelt: Mutaflor. Er empfahl Dr. Morell: Behandeln Sie mit Mutaflor. Das Präparat war medizinisch erprobt und war alles andere als ein »Wundermittel«. Ekzeme, Migräne und Depressionszustände, Regulierung der Darmflora – eine exakte Dosierung: am ersten Tag eine etwas schwächer dosierte Kapsel in gelber Farbe, vom zweiten bis zum vierten Tag je eine etwas stärkere rote Kapsel, vom fünften Tag ab je zwei rote Kapseln: Dies war der Behandlungsvorschlag von Dr. Nissle an Dr. Morell, seinen »Patienten A« betreffend. Dr. Nissle hatte keine Ahnung, wer sich hinter dieser Tarnung verbarg. Die Exkremente, die er untersuchte, waren ihm zugesandt. Von einem Kollegen, der ihn, den Facharzt, um seine Expertise gebeten hatte. Der Kollege, Dr. Morell, begann die Behandlung seines Patienten.

Nein, er war kein Hasardeur, dieser Dr. Morell. Gegen nichts kämpfte er mehr als gegen die Meinung, er sei ein Wunderheiler. Er ließ von Anfang an keinen Zweifel daran, daß es ein halbes, ein dreiviertel Jahr dauern werde. Dann aber werde sich zeigen, daß ihm gelungen sei, was Dr. Bergmann und viele andere renommierte Ärzte nicht geschafft hatten: Hitler wieder voll aktionsfähig zu machen.

Er war geworden, was er sich in seinen kühnsten Träumen

nicht hätte vorstellen können: Hitlers Leibarzt. Er brauchte Zeit, sie würde ihm den Erfolg bringen. Was spielten sechs, neun Monate schon für eine Rolle – bei einem Diktator, der mit ganz anderen Größenordnungen kalkulierte, mit einem Reich, das zumindest tausend Jahre währen sollte.

Mutaflor? Gut, Hitler sollte es nehmen. Aber Morell gab mehr – ohne weitere Experten zu befragen, ohne daß irgendwer davon erfuhr: Er injizierte Leberextrakte, gab ihm Vitaminstöße und verschrieb ihm »Dr. Kösters Antigas-Pillen«, deren Zusammensetzung nur wenige kannten. Sie enthielten nicht geringe Dosierungen von Strychnin und Belladonna. Doch dies stellte sich erst viel später heraus ...

Morells eigenwillige Behandlungsweise hatte Erfolg. Freilich, Dr. Karl Brandt und Dr. Hans Karl von Hasselbach, beide bisher Hitlers Begleitärzte, blieben mißtrauisch. Als Hitler davon hörte, ließ er keinen Zweifel daran, was er von Dr. Morell hielt. Christa Schröder, eine von Hitlers Privatsekretärinnen, berichtete, wie er reagierte:

»Diese Dummköpfe, diese Idioten, sie haben es nicht fertiggebracht, mir zu helfen oder mir einen Internisten zu verschaffen. Sie haben es gerade nötig, Morell einen Scharlatan zu nennen. Morell hat mir jedenfalls geholfen. Meine Ekzeme an den Beinen sind verschwunden, ich kann wieder essen, was ich will. Sie vergessen, daß ich keine Zeit habe, mich wie andere Menschen bei jeder Grippe ins Bett zu legen. Ich habe eben keine Zeit, krank zu sein. Das sollen sich doch die Herren einmal klarmachen!«

Demonstrativ lud Hitler Dr. Morell und dessen Frau Johanna als Ehrengäste zum Reichsparteitag September 1937 nach Nürnberg ein. In der Ehrenloge genoß der Modearzt aus Berlin, Ecke Kurfürstendamm – Fasanenstraße, seinen jungen Ruhm.

Morells Spritzen hatten ihre Schuldigkeit getan. Er wußte aber selber gut genug, daß ihre Wirkung zwar verhältnismäßig schnell Besserung brachte, doch von kurzer Dauer war. Er hatte Hitler gesund gemacht. Nun mußte er dafür sorgen, daß er gesund blieb. Ein Circulus vitiosus begann. Ein Teufelsrad begann sich in Bewegung zu setzen, immer schneller, immer schneller ...

Seit 1931 war Hitler von einem Tag zum anderen Vegetarier geworden. Seine Geliebte, Geli Raubal, die Tochter seiner Halbschwester Angela, hatte sich am 18. September in ihrer Münchner Wohnung eine Kugel in den Kopf gejagt. Rudolf Heß verhinderte in letzter Sekunde, daß Hitler, von Depressionen erfüllt, die Pistole an seine Schläfe setzte. Es ist schwer, einen Zusammenhang zwischen dem Selbstmord Geli Raubals und Hitlers Entschluß, Vegetarier zu werden, herzustellen. Es kann nur die Tatsache registriert werden.

Hitler legte sich selber von jenem Tag an eine spartanische Diät auf. Tierisches Eiweiß aus Fleisch und Schlachtfett fehlte seinem Körper. Milch und Knäckebrot zum Frühstück, später süßes Weißbrot, Apfel-, Kamillen- oder Pfefferminztee, manchmal etwas Käse dazu. Mittags Obst, Gemüse, Bohnen-, Erbsen- oder Linseneintopf, Pellkartoffeln mit Butter. Abends zumeist Pellkartoffeln, Weißkäse, gekochte Eier. Natürlich kein Alkohol – und schon gar nicht Nikotin.

Christa Schröder, seine Sekretärin, drückte es so aus: »Er war so tief überzeugt von der Schädlichkeit des Fleischessens, des Alkohols und des Nikotins, daß er in seinen Unterhaltungen immer wieder darauf zu sprechen kam. Der Fleischgenuß, meinte er, erzeuge den Wunsch nach Alkohol, der Alkohol wiederum reize zum Rauchen, und so zöge ein Laster das andere nach sich. Einmal meinte er: ›Man sollte eigentlich allen seinen Feinden Zigarren und Zigaretten schenken, das wäre eine ausgezeichnete Art, sie sich vom Halse zu schaffen.‹ Wie oft hat er mir gesagt: ›Wenn ich merken würde, daß die Eva (Eva Braun, d. Verfasser) wieder rauchen würde, würde ich sofort mit ihr Schluß machen.‹«

Für Dr. Morell resultierte daraus ein anderes Problem: Er war der Meinung, daß Hitlers Ernährung nicht energiereich genug war, um den Anspannungen, denen er ausgesetzt war – und von Jahr zu Jahr in immer stärkerem Maße ausgesetzt wurde –, gewachsen zu sein. So begann er schon 1937 damit, Hitler Traubenzuckerinjektionen zu geben. Medizinisch ausgedrückt: Glukose-Injektionen. Morell spritzte davon jeden zweiten Tag 10 ccm.

Ja – wenn es nur diese Glukose-Injektionen allein gewesen

wären. Aber sie waren es nicht. Vor jeder Mahlzeit mußte Hitler auch weiterhin Dr. Kösters Antigaspillen nehmen, um neuen Blähungen und Darmstörungen vorzubeugen. Außerdem täglich zwei rote Kapseln Mutaflor, um die Darmflora in Ordnung zu halten, um Ekzemen und Depressionszuständen vorzubeugen.

Das Medikamenten- und Spritzenkarussell beginnt sich nun schneller zu drehen. Kein Mediziner – auch heute nicht – würde auch nur den geringsten Einwand gegen eines dieser Präparate vorbringen. Keines ist ein »Wundermittel«, keines hat mit Scharlatanerie zu tun. Keines hat mit einer Geheimmixtur zu tun, wie es Dr. Morell oft vorgewurfen wurde, ehe seine Aufzeichnungen und die Verhör-Protokolle bekanntgeworden waren. Man kann daher alles, was über Dr. Morell und den Patienten Hitler vor 1969 geschrieben wurde, ad acta legen. Der Teufel liegt in der Kummulation, wie sie Dr. Morell anwandte. Vom Erfolgszwang getrieben, von Hitler selber mehr oder weniger dazu gezwungen.

Bleiben wir aber nur bei den Traubenzucker-Injektionen. Professor Oswald Bumke, Ordinarius für Psychiatrie an der Universität München, hat festgestellt, daß sich nach fortwährenden und durch lange Zeit fortgesetzten Traubenzucker-Injektionen eine Entartung der Gehirnblutgefäße einstellen kann. Dies scheint bei Hitler der Fall gewesen zu sein. Dr. Gerhard Venzmer beurteilt es so:

»Diese Injektionen scheinen sich bei Hitler besonders im Bereich des Mittelhirns ausgewirkt zu haben, in dem sich eine wichtige Umschaltstation für Bewegung und Muskelspannungen befindet. Damit begann sich aber auch ein Krankheitsbild zu entwickeln, das erstmals von dem englischen Arzt James Parkinson beschrieben wurde und seitdem »Parkinsonismus« oder Schüttellähmung genannt wird. Die Bezeichnung trägt diese Krankheit von einigen charakteristischen Symptomen her, unter denen besonders das schüttelnde Zittern der Gliedmaßen auffällt.«

Hier aber sind wir bereits bei einer Streitfrage der Mediziner, die bis heute nicht entschieden ist. Die Frage lautet: Woran litt Hitler wirklich? Behauptung steht noch immer gegen Behauptung. Der Streit der Experten ist nicht Thema des Falls, der den »Patienten A« und seinen Leibarzt Dr. Morell betrifft. Viel wichtiger scheint zu sein, daß Dr. Morell den Traubenzucker-Injektionen zentralstimulierende Substanzen zusetzt, die Hitler so süchtig machen, daß er auf sie nicht mehr verzichten kann. Nach diesen Injektionen fühlt er »seinen Geist frei«, alle Depressionen sind verweht, sie beflügeln seine Phantasie, sie gaukeln ihm Zukunftsvisionen gigantischen Ausmaßes vor – um ihn im nächsten Augenblick wieder in tiefste Niedergeschlagenheit hinabstürzen, wenn die Wirkung vorüber ist. Dann muß Morell erscheinen und wieder spritzen . . .

Hitler war gewiß kein bequemer Patient. Todesängste peinigten ihn. Er bildete sich ein, schwer herzkrank zu sein. Die Magenschmerzen und die Blähungen kamen immer wieder. Depressionen überfielen ihn. Mehr und mehr erfüllte ihn Mißtrauen, auch seinen engsten Mitarbeitern gegenüber.
Morell aber vertraute er grenzenlos. Von ihm erwartete er Hilfe. Und Morell »bombardierte« ihn mit Injektionen, mit Medikamenten, mit Tabletten. In welchem verheerenden Ausmaße allerdings – davon hatte niemand eine Ahnung.
Erst als die Amerikaner 1969 die Protokolle, die sie bei Morells Vernehmung im Zivil-Interniertenlager 29 angelegt hatten, freigaben, wurde klar, warum Hitler von Jahr zu Jahr mehr verfiel, schließlich zum Wrack wurde, weder mehr Herr seines Körpers noch seines Geistes war.
Es muß zugegeben werden, daß es sich bei den meisten Mitteln, derer sich Morell bediente, zuletzt wöchentlich 120 bis 150 verschiedene Pillen und Tabletten und zehn Spritzen und mehr – keineswegs um Mittel eines Quacksalbers oder Scharlatans handelte. Die meisten von ihnen sind in jedem pharmazeutischen Handbuch, auch heute noch, aufgeführt. Doch die Summierung führte schließlich zu dem, was man Zerstörung eines Menschen nennt.
Aber Morell stand unter Erfolgszwang. Nur so kann man nachträglich das hemmungslose Bombardement verstehen. Das

Protokoll verzeichnet – neben den ständigen Traubenzucker-Injektionen und neben der pausenlosen Einnahme von Dr. Kösters Antigas-Pillen und von Mutaflor – viele Medikamente, die auch heute noch von Ärzten überall in der Welt verschrieben werden:

Brom-Nervacit, ein Beruhigungsmittel allgemein und besonders wirksam bei Schlafstörungen. Dosierung 1-2 Tabletten täglich;
Cardiazol, um den Kreislauf anzuregen. Morell gab durchschnittlich 10 Tropfen in der Woche;
Euflat, um die Verdauung zu intensivieren und Blähungen vorzubeugen;
Eukodal, um Schmerzzustände abzubauen und Krämpfe zu mildern;
Homatropin-Augentropfen gegen Hitlers Sehschwäche auf dem rechten Auge, die sich schon 1935 bemerkbar machte;
Intelan, um die körperliche Widerstandskraft durch die in ihm enthaltenen Vitamine allgemein zu stärken. Dosierung: zweimal täglich vor dem Essen;
Luizym, um die Verdauung der rein vegetarischen Kost Hitlers zu beschleunigen und um Blähungen vorzubeugen. Dosierung: nach jeder Mahlzeit eine Tablette;
Omnadin, um Infektionen und Erkältungen vorzubeugen. Dosierung: 2 ccm intramuskulär;
Optalidon gegen Kopfschmerzen;
Strophantin gegen Herzmuskelschwäche, in Form von intravenöser Injektion gegeben;
Sympatol zur Aktivierung der Herztätigkeit.

Die Liste ist nicht vollständig. Aber sie enthält die wichtigsten Medikamente in der verschiedensten Form, die Hitler jahrelang zu sich nahm. Sie sind, wie gesagt, alles andere als Geheimmittel. Wenn man überhaupt von einem Geheimmittel sprechen kann, das Morells ureigenstes Rezept war und dessen Zusammensetzung er nie preisgab, so war es das Vitamultin.
Werner Maser, einer der profundesten Hitler-Forscher, berichtet darüber: »Der Internist Professor Dr. Ernst-Günther Schenk,

der bei der Reichsgesundheitsführung als Fachberater tätig war, erklärte: ›Eines Tages im Jahr 1942 oder 1943 wurden mir von vertrauenswürdiger Seite einige ›goldene‹, d. h. in Goldpapier verpackte quadratische Täfelchen von etwa 3 cm Seitenlänge und etwa 0,4 bis 0,5 cm Dicke übergeben, mit dem Bemerken, daß dieses ›goldene‹ Vitamultin lediglich der Führer von Morell erhielt. Ich zerpulverte sie persönlich in einem Mörser und ließ sie unter einem Deckwort in einem Institut der militärärztlichen Akademie auf Alkaloide und Drogen untersuchen. Ich erhielt den Bescheid, daß das Pulver Coffein und Pervitin enthielte. Die Konzentration ließ mich erschrecken. Coffein und Pervitin, das sich bei übermäßigem Genuß schädigend auf das Nervensystem auswirken kann, nahm Hitler, in dem von Morell produzierten Vitamultin gegeben, in erschreckenden Mengen.‹«

Manchmal schien Dr. Morell selber vor dieser Medikamentenflut zu resignieren. Es fehlte auch gewiß nicht an Versuchen seinerseits, Hitler zu beeinflussen, auf das eine oder andere Mittel zu verzichten. Doch die Geister, die er gerufen hatte, wurde er nicht mehr los. Hitler war mehr oder weniger süchtig geworden. Es gab kein Zurück mehr. Hitlers Privatsekretärin Christa Schröder berichtet:

»Morell hat mir oft erzählt, was für ein schwieriger Patient Hitler gewesen ist. Er wollte über alles Bescheid wissen und verlangte stundenlange Erklärungen über die geringste Kleinigkeit. Es kam oft zu heftigen Szenen mit Morell. Was er dann schrie, war immer das gleiche:

›Wie kommen Sie dazu, sich zu erlauben, mir Vorschriften zu machen? Hier befehle ich, und niemand anders. Das wird in der letzten Zeit zu leicht vergessen. Ich habe über meine Gesundheit allein zu bestimmen.‹

Wenn dann Morell antwortete, oft verzweifelt: ›Aber mein Führer, ich habe doch die Verantwortung übernommen, über ihre Gesundheit zu wachen. Wenn Ihnen nun etwas passieren würde?‹, durchbohrte ihn Hitler mit seinem unheimlichen Blick. Jedes Wort betonend, sagte Hitler dann: ›Morell, wenn mir etwas passieren sollte, so ist Ihr Leben auch nichts mehr wert. ‹ Und mit nervöser Geste zerdrückte er ein wenig Luft in seiner Hand.«

Morell hatte seine florierende Praxis Ecke Kurfürstendamm-Fasanenstraße aufgegeben, als Hitler ihn holte. Als Leibarzt Hitlers verdiente er 36000 Mark jährlich. 70 % davon kassierte die Steuer. Dazu erhielt er 24000 Mark Spesen jährlich. Als Modearzt hatte er sich besser gestellt. Dafür stand auf seinem Briefbogen jetzt: Leibarzt des Führers. Und als Adresse ab 1940: Führerhauptquartier.

Natürlich – wie hätte es anders sein können – zählte auch die Parteiprominenz zu seinem Kundenkreis: Ley, Ribbentrop, Goebbels und viele andere. Als Hitler davon erfuhr, verbot er Morell ultimativ, seine Privatpraxis noch fortzuführen.

Morell fand den Ausweg, als plötzlich die Honorare seiner zahlungskräftigen Privatpatienten ausblieben. Mit seinen Verbindungen war es für ihn kein Problem, einige pharmazeutische Firmen aufzukaufen, in denen er die von ihm entwickelten Präparate herstellen ließ, vor allem die Vitamultin-Tabletten, außerdem Leberextrakte, Hormonpräparate und – »Russla-Läusepulver«, Millionen von Soldaten an der Ostfront machten mit ihm Bekanntschaft. Die Rechnung bezahlte der Staat . . .

Morells Roßkur wird konsequent fortgesetzt. Ob Hitler die Blitzsiege über Polen, Dänemark und Norwegen, Frankreich feiert, ob er sich Ende 1941 schon im Triumphzug in Moskau einfahren sieht – der »Gröfaz«, der größte Feldherr aller Zeiten, bleibt ein kranker Mensch. Die Medikamenten-Bombardierung hört nicht auf.

Dann aber, im Frühjahr 1943, nach dem Fall Stalingrads, kommt ein Zusammenbruch, der nicht zu verbergen ist. Seine Augen quellen hervor, sein Blick ist starr. Hektische rote Flecken auf den Wangen. Er scheint nicht mehr Herr seines Gedächtnisses zu sein. Er wiederholt, was er schon x-mal gesagt hat.

Ein längst vergessenes Nervenleiden bricht wieder aus. Ein unkontrollierbares Zittern des linken Armes und des linken Beines. Erinnerungen werden wach, an 1923, an den Tag, als Hitler mit dem Marsch zur Feldherrnhalle in München zum ersten Mal den Griff zur Macht versuchte. Damals, als nach dem mißglückten Putsch 20 Tote auf dem Platz vor der Feldherrnhalle zurückblieben, zeigten sich bei Hitler die gleichen

Erscheinungen. Zwanzig Jahre später, als Hunderttausende tot in den Ruinen von Stalingrad lagen, als Hunderttausende durch Schneeorkane und Eisstürme den Marsch in die Gefangenschaft antraten, ist Hitler zum zweiten Mal nicht mehr Herr seiner Bewegungen.

Morell versuchte, mit neuen Medikamenten – zusätzlich zu den bisherigen – den alarmierenden Verfallserscheinungen Einhalt zu gebieten. Und vor allem den Depressionen, die er mit Prostacrinum, einem Extrakt aus Samenbläschen und Prostata, zu bekämpfen begann, jeden zweiten Tag zwei Ampullen intramuskulär.

Hitler hielt sich damals fast ununterbrochen in der »Wolfsschanze« auf, seinem Hauptquartier bei Rastenburg in Ostpreußen. Eine ungesunde Gegend, schwül, morastig, die Luft schwer und kaum zu atmen. Er scheute die Sonne, er vertrug das Licht des Tages nicht mehr. Die Fenster seiner Räume blieben immer geschlossen, die Vorhänge waren immer zugezogen. Ein Lemurendasein, das nicht geeignet war, seinen depressiven Zustand entscheidend zu bessern – trotz Morells Pillen und Injektionen.

Manchmal konnte sein Leibarzt ihn überreden, einige Tage auf dem Obersalzberg bei Berchtesgaden zu verbringen, doch auch hier verkroch er sich in sein Arbeitszimmer. Er war monatelang menschenscheu geworden. Er aß allein und teilte seine Mahlzeiten mit seinem Schäferhund Blondi. Und tobte vor Eifersucht, wenn er sah, daß Blondi sich irgend jemand anderem näherte.

Professor Ferdinand Sauerbruch, den Hitler in die Wolfsschanze hatte kommen lassen, erlebte es:

»Ich wartete auf Hitler. Blondi hatte seinen Kopf auf meine Schenkel gelegt und ließ sich streicheln. In diesem Moment wurde die Tür aufgerissen. Hitler blieb fassungslos stehen. In seinen Augen funkelte die Wut. Er ballte beide Fäuste, stürzte auf mich zu und schrie: ›Was haben Sie mit meinem Hund gemacht? Sie haben mir das einzige Wesen, das mir wirklich treu ist, abspenstig gemacht. Ich lasse den Hund sofort erschießen.‹

Er hob seine Stimme zu einem schrillen Diskant, der das ganze unterirdische Gewölbe durchdringen mußte: ›Ich bin umgeben von treulosen Generälen, von verräterischen Idioten, von blöden Offizieren. Ich habe Soldaten, die davonlaufen. Niemand hängt an mir, nur dieser Hund. Was bilden Sie sich ein? Weil Sie ein berühmter Arzt sind, glauben Sie, Sie können sich hier was herausnehmen? Ich werde Sie verhaften lassen!‹

›Sicherlich können Sie mich verhaften lassen‹, entgegnete ich. Leute von dieser Sorte kann man nur dadurch beruhigen, indem man ihre Exaltiertheit auf die Spitze treibt. Es hat keinen Zweck, ängstlich oder nachgiebig zu sein. Ich hatte mich nicht geirrt, der Wutanfall war gebrochen. Es war, wie wenn eine starke Hand ihm übers Gesicht gewischt hätte. Der Krampf in seinen Zügen löste sich. Es lösten sich auch die bisher zur Faust geballten Hände. Seine Gliedmaßen wurden wieder lebendig. Dann sagte mir Hitler, weshalb er mich hatte rufen lassen. Ich sollte den türkischen Außenminister Numan Menemenicioglu operieren. Die Privatmaschine stand schon bereit, die mich nach Ankara bringen sollte.

Dann wendete sich Hitler zum Gehen, blieb aber unter der Tür noch einmal stehen:

›Sagen Sie, einer meiner Ärzte, Dr. Brandt, ist das ein guter Arzt?‹ Ich sah das Mißtrauen in Hitlers Augen, solche Augen hat nur ein Mensch, der sich von allen verfolgt, betrogen, hintergangen fühlt.

›Dr. Brandt war seinerzeit in der Charité in Berlin einer meiner fähigsten Assistenten‹, sagte ich.

Hitler hob die Brauen, dann verließ er grußlos den Raum.«

Der Psychiater Dr. Anton von Braunmühl definierte Hitlers damaligen Zustand als einen Prozeß der Zelldegeneration mit Antriebsstörungen, sei es im Sinn der Hemmung, sei es im Sinn der Steigerung, mit vorübergehender Euphorie und kritikschwachem Optimismus, schließlich sogar mit ersten Ausfällen des Gedächtnisses. Er diagnostizierte alle diese Erscheinungen als Vergiftung bestimmter Zellgruppen des Mittelhirns, ausgelöst und gesteigert durch Morells Behandlung.

Zu diesen bisherigen zahllosen Medikamenten kamen neue. Morell ließ Hitler täglich zwei- bis dreimal Oxygen, reinen Sauerstoff, einatmen. Er gab ihm sogar ein Fläschchen Cardiazol - zur Selbstbedienung, weil er plötzliche Herzanfälle befürchtete. Schließlich spritzte er ab Frühjahr 1944 auch Testoviron, ein Sexualhormonpräparat, und Tonophosphan, ein Phosphorpräparat, als Nährstoff für die erschlafften Muskeln.

Auf die alten Mittel mochte und wollte Hitler nicht verzichten. Er hatte sich an sie gewöhnt, er brauchte sie – nicht anders als jemand, der von Drogen nicht mehr loskommt. Auf die neuen glaubte Morell nicht verzichten zu können, um den sichtbaren körperlichen und geistigen Verfall Hitlers, wenn nicht aufzuhalten, so doch verzögern zu können.

Das Attentat vom 20. Juli machte alle diese Bemühungen noch sinnloser, als sie es seit Monaten ohnehin schon waren. Zwar waren Hitlers Verletzungen nach der Detonation der Bombe Stauffenbergs harmlos: Schnittwunden und Blutergüsse. Ein paar Tage lang Gleichgewichtsstörungen, er konnte nicht mehr geradeaus gehen, sondern tendierte immer nach rechts. Das Trommelfell beider Ohren war verletzt. Das Zittern der linken Hand und des linken Fußes trat plötzlich wieder auf. Die äußeren Verletzungen waren schnell behoben. Die Schmerzen in den Ohren blieben. Roland Freisler, der Präsident des Volksgerichtshofs, und der Scharfrichter wurden von Hitler in der Wolfsschanze empfangen:

»Ich will, daß sie gehängt werden, aufgehängt wie Schlachtvieh«, lautete sein Befehl.

Am 8. August wurden die ersten acht Verschwörer in Berlin-Plötzensee wie Schlachtvieh gehängt. Nach jeder Exekution stärkten sich der Henker und seine Vasallen mit Schnaps. Am gleichen Abend noch ließ sich Hitler den Film, der von der Hinrichtung gedreht worden war, in der Wolfsschanze vorführen – nicht nur einmal. Ein paar Tage später sagte er bei einer Lagebesprechung:

»Wenn mein Leben am 20. Juli beendet worden wäre, wäre es für mich persönlich – das darf ich sagen – nur eine Befreiung

von Sorgen, schlaflosen Nächten und einem schweren Nervenleiden gewesen. Es ist nur der Bruchteil einer Sekunde, dann
ist man von alldem erlöst und hat seine Ruhe und ewigen
Frieden.«

Zum ersten Mal, daß Hitler »sich vergaß«, zugab, von einem
schweren Nervenleiden gequält zu werden. Es hätte dieses
Selbstbekenntnisses nicht bedurft. Wer ihn sah, sah auch die
Zerstörung, die seinen Körper und seinen Geist befallen hatte.
Ergrautes Haar, hervorquellende Augen, die gebeugte Haltung,
die müde Sprache, Apathie.

Die Kopfschmerzen ließen nicht nach, die Gehörgänge bluteten
immer wieder. Hitler erinnerte sich an den Berliner Ordinarius
für Nasen-, Hals- und Ohrenheilkunde Professor Dr. von Eicken,
der 1935 Hitlers Stimmbänder wegen einer Gewebewucherung
operiert hatte. Aber von Eicken war unauffindbar. Dr. Brandt
wußte, daß im nahegelegenen Reservelazarett Rastenburg ein
Facharzt für Hals-, Nasen- und Ohrenerkrankungen tätig war.
Dr. Brandt selber holte ihn dort ab und fuhr ihn ins Führerhauptquartier. Dies war die Schicksalsstunde für den Stabsarzt Dr. Erwin Giesing, der in seinen Tagebuchaufzeichnungen,
die zwanzig Jahre später in einem Banksafe gefunden wurden,
die Behauptung aufstellte, er habe Hitler mit Kokain zu töten
versucht . . .

Was war die Wahrheit? Dr. Morell, in seinem Ehrgeiz gekränkt, daß Hitler – nach fast neun Jahren zum ersten Mal –
einen anderen Arzt zu Rate zog, den außerdem noch Dr. Brandt
ins Hauptquartier gebracht hatte, versuchte, Hitler davon zu
überzeugen, daß er mit Injektionen von Nateina die Blutungen
im Gehörgang stillen könne. Dr. Giesing schlug Trommelfell-
Ätzung vor.

Wieder war es nur ein Zufall, daß Hitler dem Vorschlag
Dr. Giesings folgte – nur deswegen, weil Giesing Assistent
bei Professor Dr. von Eicken gewesen war. Er ließ ohne
jede örtliche Narkose die Trommelfell-Ätzung an sich vornehmen. Als aber auch dann die Blutungen noch nicht
aufhörten, gab er Morell grünes Licht für seine Nateina-
Injektionen, forderte aber Dr. Giesing gleichzeitig auf, noch
eine weitere Trommelfell-Ätzung vorzunehmen.

Der Hals-, Nasen- und Ohrenspezialist Giesing befürchtete, daß die Blutungen im Ohr zu einer schweren Erkrankung in Hitlers Stirnhöhlen führen würden. Er wußte nur ein Mittel, um dagegen vorzubeugen: Pinselung mit Kokain, um eine Abschwellung der entzündeten Schleimhäute Hitlers zu erreichen und die Schmerzen so weit wie möglich erträglich zu machen.

Die Kokain-Pinselungen empfand Hitler wie eine Erlösung. Die Schmerzen ließen nach, der Kopf wurde frei, er konnte wieder – wie er einmal zu Eva Braun sagte – klar denken. Neues Gift zu vielen anderen Giften. Auch Dr. Giesing verfing sich in dem Teufelskreis, in dem Dr. Morell seit fast neun Jahren gefangen war. Was Hitler Erleichterung verschaffte, begehrte er. Und befahl, daß man es ihm gebe, in welcher äußeren Form auch immer. Dr. Giesing hatte immerhin Hitler bewegen können, sich röntgen zu lassen, ein Elektrokardiogramm machen zu lassen. Die Röntgenaufnahme des Kopfes zeigte keine alarmierenden Zeichen, keine Verschattungen der Stirnhöhlen, die eine Operation nötig gemacht hätten. Das Elektrokardiogramm aber war dafür desto alarmierender: Verkalkung der Herzkranzgefäße, Vergrößerung der linken Herzkammer. Kokain konnte – wenn es weiter angewendet würde – zum Infarkt, zum Schock, zum Exodus führen.

Aber Hitler war süchtig nach Kokain . . .

Was in jenen Wochen draußen geschah, nahm er kaum wahr. Zumal die Magenkrämpfe stärker denn je wurden. In zwei Tagen verlor er sechs Pfund Gewicht. Briten und Amerikaner haben im Westen die Grenzen des Großdeutschen Reiches überschritten, eine Stadt nach der anderen sank in Schutt und Asche. In der Wolfsschanze fiel Hitler von einer Ohnmacht in die andere. Wenn er aus ihr erwachte, schleppte er sich ins Kartenzimmer und hielt seine Monologe, in Anfällen der Euphorie, Euphorie durch Kokain:

» . . . Wir werden uns schlagen, wenn nötig sogar am Rhein. Das ist völlig gleichgültig. Wir werden unter allen Umständen diesen Kampf solange führen, bis, wie Friedrich der Große gesagt hat, einer unserer verfluchten Gegner es müde wird, noch weiter zu kämpfen, bis wir einen Frieden bekommen, der der deutschen Nation für die nächsten 50 oder 100 Jahre das Leben sichert . . .«

Halluzinationen, Utopien, Träume kranker vergifteter Gehirnzellen . . .

Kein Tag, an dem Dr. Giesing Hitler nicht die wohltuenden Kokain-Pinselungen gab. Manchmal frühstückte er auch mit Hitler – gegen 12 Uhr mittags. Das war für Hitler Frühstückszeit. Auf einem kleinen Teller sah er fast jedesmal kleine schwarze Kügelchen. Er kannte sie nicht. Hitler griff danach, nahm sie ein, einmal zwei oder drei, manchmal mehr. Hitlers Leibdiener Linge »servierte« die kleinen schwarzen Kügelchen. Linge half auch Dr. Giesing, wenn er Hitler pinselte. Der Arzt fragte ihn nach diesen Pillen. Linge ging mit ihm in sein Zimmer im Bunker, machte eine Schublade auf. Giesing sah einige Päckchen, erfuhr, daß Hitler manchmal am Tag bis zu 16 einnahm.

Giesing nahm eine der Packungen, las die Aufschrift: Antigas-Pillen, Dr. Köster, Berlin, Und las in winziger Schrift die Dosierung: »Extr. nuc. vomic. 0,04; Extr. bellad. 0,04.«

Geheimsprache der Pharmazie, auf jeder Arznei, auf jedem Medikament. Sieben Siegel für den Laien. Für Dr. Giesing ein offenes Buch. Nuc. Vomic.? Giesing wußte, daß es sich hier um das Gift der Brechnuß handelte. Bellad.? Das Gift der Tollkirsche.

Giesing berichtete Stunden später darüber Dr. Brandt. Brandt zog Dr. Hasselbach ins Vertrauen. Alle drei zogen einen Toxikologen der Universität Königsberg zu Rate. Dann stand eindeutig fest: Strychnin, enthalten in der Brechnuß, und Belladonna mußten, in diesen Dosierungen über längere Zeit genommen, zur Vergiftung des Körpers führen, zur Schädigung des Mittelhirns mit all seinen zahllosen Folgen.

Dr. Brandt übernahm es, Hitler über die gefährlichen Praktiken seines Leibarztes aufzuklären. Aber Hitler konnte sich ein Leben ohne Dr. Morell, der ihm über so viele Jahre geholfen hatte, der Schmerzen gestillt hatte, nicht mehr vorstellen. Dr. Brandt

und Dr. von Hasselbach erhielten von Hitler den Befehl, nach Berlin zurückzukehren. Dort sollten sie sich zur Verfügung halten . . .
Morell hatte triumphiert. Aber es war – wie sich wenige Monate später zeigen sollte – ein Pyrrhus-Sieg.

Hitlers EKG hatte nicht getrogen. Die Alarmzeichen, die es angezeigt hatte, blieben nicht theoretische Kurven auf dem Papier. Am 1. Oktober 1944 wurde Dr. Giesing, der seinem Dienst als Stabsarzt am Reservelazarett in Rastenburg nach wie vor nachging, dringend in die Wolfsschanze befohlen. Hitlers Schmerzen in der Stirnhöhle waren unerträglich geworden.
Er erschrak, als er Hitler, bei dem er vier Tage nicht mehr gewesen war, sah. Haut und Augen waren gelblich verfärbt. Morell bestätigte, daß zu allem anderen – bohrenden Magenschmerzen, Herzschwäche und Stirnhöhlenschmerzen – nun auch mit einer Gelbsucht bei Hitler gerechnet werden müsse. Schon seit fast einer Woche hatte er striktes Besuchsverbot angeordnet. Niemand wurde bei Hitler vorgelassen. Er lag auf seinem schmalen Feldbett, die Vorhänge waren wie immer zugezogen, es roch moderig und dumpf.
Ein Führer, der nicht mehr führte, Generalstäbler, die ratlos waren, die Armeen der Alliierten, die im Westen auf dem Territorium des Großdeutschen Reichs standen. Verbündete im Süden, die nur noch auf dem Papier Verbündete waren. Aber niemand ahnte, wie es um Hitler stand. Nur die Ärzte und die Spitzenfunktionäre der Partei aber schwiegen oder versuchten, für sich persönlich zu retten, was zu retten war. Himmler ließ in Schweden »Friedensfühler« ausstrecken, nicht um des Friedens willen, sondern in der vermessenen Verblendung, nach dem Krieg Hitlers Nachfolger werden zu können.

An Hitler ging all dies vorüber. Er las Schopenhauer, wenn die Schmerzen einmal nachließen, und machte dessen Philosophie zu der seinen: »Wenn ein Mensch nur noch eine lebende Ruine ist, wozu dann noch weiterleben. Man kann den Verfall der körperlichen Kräfte doch nicht aufhalten.«

Theoretische Erkenntnis allerdings nur, denn Morells Spritzen begehrte er nach wie vor. Nicht nur jene, die die Schmerzen stillten, auch die anderen, die für kurze Dauer die Depressionen vergessen und Momente der Euphorie aufflackern ließen. Der völlige geistige und körperliche Verfall war schon in diesen ersten Oktobertagen 1944 allen offenkundig, die Tag um Tag, Nacht um Nacht um ihn waren – wie seine Sekretärin Christa Schröder:

»Das schmale Feldbett, die kalten, nackten Betonwände des Bunkers, alles das wirkte armselig wie eine Gefangenenzelle. Hitler selbst lag mit verzerrten Zügen hilflos in seinem weißen Nachthemd mit den blauen Börtchen. Er schien bereits Grabesluft einzuatmen.«

Dies war auch die Situation, in der Dr. Giesing Hitler wieder eine Kokainpinselung machte, um die rasenden Kopfschmerzen zu mildern. Er war ganz allein in Hitlers Bunker. Im Nebenraum hielt sich Hitlers Leibdiener, SS-Standartenführer Linge, auf.

Während Dr. Giesing die Kokainbehandlung der Nasenschleimhäute vorbereitete, unterhielt sich Hitler noch mit ihm. Als seine linke Nasenseite mit der 10-prozentigen Kokainlösung eingepinselt war, schien Hitler fast im gleichen Augenblick Erleichterung in der Stirne zu verspüren. Dann aber verfärbte sich das rötlich-gelbe Gesicht, es wurde aschfahl, seine Augen fielen zu. Sein Puls hatte eine Frequenz von knapp 90. Auf Fragen reagierte Hitler nicht mehr. Dr. Giesing diagnostizierte für sich: Ein Herz- und Kreislaufkollaps . . .

Der britische Historiker David Irving zitierte aus Dr. Giesings Vernehmungsprotokoll vom 12. 6. 1945, was dann geschah:

»In diesem Augenblick wollte ich, daß ein solcher Mann nicht weiter existiert. Mir war plötzlich klar, daß dieser mächtige und jetzt bewußtlose Mann ganz in meine Hand gegeben war. Ich war allein mit ihm. Und wie in einer Zwangshandlung tauchte ich einen neuen Watteträger in die Kokainflasche und bestrich die Schleimhäute abermals mit Kokain, wohl wissend, daß bereits ein Kokainschock vorlag.«

Vom medizinischen Standpunkt her gewiß eine Möglichkeit,

den Kollaps so zu verstärken, daß der Tod eintreten konnte – zumal bei einem schwerkranken, ausgelaugten Menschen wie Hitler, vollgepumpt mit Strychnin und Belladonna durch jahrelange Einnahme der Antigas-Tabletten. Verstärkte Kokaindosen konnten – die Möglichkeit war einkalkulierbar – als eine Art zentrales Nervengift wirken.

Aber Dr. Giesing – eine zweiter Stauffenberg? Es klingt wenig wahrscheinlich, was Dr. Giesing vor der amerikanischen Untersuchungskommission zu Protokoll gab. Man muß es wohl als Dr. Giesings Versuch werten, sich zu rehabilitieren, sich zum Widerstandskämpfer hochzuspielen. Er konnte es um so leichter, da es keinen Zeugen außer ihm für das gab, was sich im Führerbunker Wolfsschanze am 1. Oktober 1944 wirklich abspielte. Hitlers Leibdiener Linge, später ebenfalls danach befragt, wußte von nichts, nur daß Hitler einen leichten Kreislaufkollaps erlitten hatte, von dem er sich verhältnismäßig schnell wieder erholte.

Vergessen wir also Dr. Giesings Selbstbeweihräucherung als Mann des Widerstands, dessen Todeswaffe gegen Hitler angeblich Kokain gewesen sein soll ...

Am 21. November 1944 wurde das Führerhauptquartier Wolfsschanze in Ostpreußen aufgegeben. In den ausgebauten Bunkern der Reichskanzlei zu Berlin vollzog sich unaufhaltsam der letzte Akt des »Patienten A« – alias Hitler. Einen Tag später unterzog sich Hitler einer Stimmbandoperation, die Professor Dr. von Eicken vornahm. Ein harmloser Eingriff ähnlich dem, den von Eicken schon einmal im Jahre 1935 vorgenommen hatte. Gerüchte, es habe sich um Kehlkopfkrebs gehandelt, entbehren aller Grundlage. Die Untersuchungen des entfernten Gewebes durch den Pathologen Professor Dr. Rössle von der Berliner Charité bewiesen eindeutig, daß die Geschwulst harmlos war.

Dr. Morell behielt seine unangefochtene Stellung, auch wenn in diesen Tagen ein neuer Begleitarzt in der Reichskanzlei auftauchte, Dr. Ludwig Stumpfegger, ein orthopädischer Chirurg, ein Arzt aus Himmlers engster Umgebung. Himmler war es auch, der ihn Hitler empfohlen hatte – obwohl

Hitler alles andere mehr brauchte als einen orthopädischen Chirurgen.

Daß dieser Vorschlag ein Schachzug Himmlers war, um in den Bunkern der Reichskanzlei einen engen Vertrauten Tag und Nacht an Hitlers Seite zu haben, um seine geheimsten Pläne – Hitlers Nachfolge – verwirklichen zu können, stellte sich erst später heraus. Doch alles, was Himmler mit Stumpfegger auch vorgehabt haben sollte, es blieben nur »Sandkastenspiele«. Im Gegensatz zu Dr. Brandt und Dr. von Hasselbach kritisierte Dr. Stumpfegger nie die Behandlungsmethoden Dr. Morells, die immer die gleichen blieben.

Depressionen wechselten mit euphorischen Zuständen, der körperliche Verfall war nicht aufzuhalten. Hitlers Entschluß, im Dezember 1944 zur Entlastung der Ostfront die sinnlose Ardennen-Offensive zu starten, kam in einem seiner wenigen euphorischen Momente. Keiner der Generalstäbler widersprach bei der Lagebesprechung, in der Hitler sie befahl.

Gespenstisch der Tagesablauf in diesen Monaten in den Bunkern der Reichskanzlei, die Hitler nicht mehr verließ: Frühstück zwischen 11 und 12 Uhr, Mittagessen zwischen 14 und 17 Uhr, Abendessen zwischen 20 und 24 Uhr. Dann bis sechs Uhr morgens Lagebesprechungen und Gespräche mit seinen engsten Vertrauten. Der Historiker Ritter von Schramm zitiert den Eindruck eines Generalstäblers:

»Hitler schleppte sich mühsam und schwerfällig, den Oberkörper vorwärts werfend, die Beine nachziehend, von seinem Wohnraum in den Besprechungsraum des Bunkers. Ihm fehlte das Gleichgewicht. Wurde er auf dem kurzen Weg, 20 bis 30 Meter, aufgehalten, mußte er sich auf eine der hierfür an beiden Wänden bereitstehenden Bänke setzen oder sich an seinem Gesprächspartner festhalten. Die Augen waren blutunterlaufen. Aus den Mundwinkeln tropfte häufig der Speichel . . . Geistig war Hitler, verglichen mit seinem körperlichen Verfall, noch frisch . . .« Albert Speer schreibt in seinen Erinnerungen: »Er war von der Wesenlosigkeit eines Greises. Seine Glieder zitterten. Seine Hautfarbe war fahl, sein Gesicht aufgedunsen. Seine Uniform, sonst tadellos sauber gehalten, war in dieser letzten Zeit seines

Lebens oft verwahrlost und von den Mahlzeiten beschmutzt, die er mit zitternder Hand eingenommen hatte.«

Makabrer noch ist das Bild, das Christa Schröder entwirft. Es ist das Bild eines Menschen, dessen Persönlichkeit – rein im psychischen Sinne zu verstehen – völlig zerstört war:

»Sein Gedächtnisschwund wurde offenbar. In den nächtlichen Gesprächen unterhielt er sich fast nur noch über Hundedressur, Ernährungsfragen und die Dummheit und Schlechtigkeit der Welt. Er hatte überhaupt kein Verhältnis mehr zu seiner Umwelt . . Wenn er schlecht gelaunt war und er uns Fleisch essen sah, sagte er des öfteren mit einem Hinweis auf Morells Blutentnahmen: ›Ich werde aus meinem überflüssigen Blut für euch Blutwürste herstellen lassen, als zusätzliche Kost. Warum nicht? Ihr mögt doch so gern Fleisch . . .

Eines Morgens kam eine Sekretärin mit Stulpenhandschuhen und einem hochaufgeschlagenen weinroten Hut in den Bunker, als Fliegeralarm war. Hitler stellte sich vor sie hin und meinte, er könne sich gut vorstellen, daß sie in Stulpenstiefeln, Stulpenhandschuhen, dem Hut und mit sonst nichts mehr bekleidet, sehr schön aussesehen müßte . . .

Die belebende Wirkung der intramuskulären Injektionen Dr. Morells war deutlich sichtbar. Hitler wurde danach sehr ungezwungen und in seinen Reden sehr frei. Einmal erläuterte er sehr plastisch, indem er sich auf dem Sofa wohlig ausstreckte und gähnend die Arme reckte, wie es ist, wenn zwei Menschen sich lieben. Wir erstarrten . . .«

Am 22. April 1945 war Dr. Morell zum letzten Mal bei seinem Patienten A. Aber Hitler ließ sich keine der zahllosen Spritzen mehr geben. Er befahl Morell zu gehen, sich in Sicherheit zu bringen. Nur ein Arzt blieb in der Reichskanzlei zurück: Dr. Stumpfegger. Seine Spur verliert sich mit jener Martin Bormanns im Nichts.

Dr. Morell wurde gefaßt, wenige Tage nach der Kapitulation. Fast zwei Jahre blieb er im Zivil-Internierungslager 29 in Dachau. Am 30. Juni 1947 wurde er entlassen, 60 Jahre alt, schwer herzkrank. Ein Jahr später starb er im Kreiskrankenhaus Alpenhof in Tegernsee.

Fast zehn Jahre später stufte ihn eine Spruchkammer ein: Kein Nutznießer des nationalsozialistischen Regimes. Spruchkammer-Urteile . . .

Dr. Karl Brandt war Mitte April auf Befehl Hitlers verhaftet und von einem Sondergericht unter dem Vorsitz des einstigen Hitlerjugendführers Axmann zum Tode verurteilt worden. Die Begründung: Er habe seine Frau gegen alles Verbot aus Berlin weggebracht. In einer Zelle eines Gefängnisses in Kiel fanden ihn die Alliierten. Im Nürnberger Ärzteprozeß wurde er 1947 zum Tode verurteilt wegen Kriegsverbrechen, Verbrechen gegen die Menschlichkeit und Zugehörigkeit zu einer verbrecherischen Organisation. Als Reichskommisar für Gesundheit und Sanitäts-wesen – nicht als Begleitarzt Hitlers. Das Urteil wurde im Gefängnis von Landsberg am 2. Juni 1948 – Death by hanging – vollstreckt.

John Fitzgerald Kennedy

Die letzte Operation

Präsident Kennedys makabre Ahnung
Mit 46 stirbt man nicht
Ein Apoll mit Krücken und Korsett
Die fragwürdigen Methoden des »Speed-Doktors«
Aufputschmittel vor Kennedys Treffen mit Nikita Chruschtschow
in Wien
Die biedere Leibärztin des Präsidenten: Miss Dr. Janet Travell
Die Schüsse von Dallas
Dr. Malcolm Perry sah die Wunde in Kennedys Rücken nicht
Was verschweigt US-Chefrichter Earl Warren?

»Wenn irgend jemand den Präsidenten der Vereinigten Staaten erschießen will, ist das keine schwierige Sache. Alles, was man tun muß, ist: mit einem Gewehr mit Zielfernrohr auf ein hohes Gebäude steigen – niemand kann ein solches Attentat verhindern.« John F. Kennedy, 35. Präsident der Vereinigten Staaten, seit genau eintausendsechsundreißig Tagen – es fehlten nur noch vier Stunden –, 46 Jahre jung, sagte es am Morgen des 22. November 1963 im Garten des Texas Hotels von Fort Worth zu O'Donnell, dem Mann, der für die Sicherheit des mächtigsten Mannes der Welt – neben Chruschtschow – die Verantwortung trug.

In der Suite Nr. 850 des Texas-Hotels wußte die First Lady, Miss Jackie Kennedy, noch nicht, welches Kleid sie anziehen sollte. Noch regnete es draußen in Strömen. Wenn es den ganzen Tag regnen sollte, würde die gepanzerte Präsidenten-Limousine mit geschlossenem Verdeck durch die Straßen von Dallas fahren. Wenn die Sonne scheinen sollte, wenn John F. und sie im offenen Wagen durch Dallas würden fahren können, wäre das violette Kleid natürlich besser, schöner.

O'Donnell hatte andere Sorgen. In Texas mochte man den Präsidenten nicht. Es gab Meldungen des Geheimdienstes, die Anlaß genug waren, Kennedy zu empfehlen, nicht eine Rundreise durch Texas anzutreten.

Doch die Antwort des Präsidenten ließ keinen Widerspruch zu: Es wäre doch wohl klar, daß Amerika an dem Tag aufhören würde, als Nation eine Bedeutung zu haben, an dem ein amerikanischer Präsident das Gefühl haben müsse, Angst vor dem Besuch in einer amerikanischen Stadt haben zu müssen. Für einen Präsidenten wäre es ungeheuerlich, zwar vor der Konfrontation mit Sowjetrußland keine Angst zu haben, aber sich vor möglichen Feindseligkeiten im amerikanischen Bundesstaat Texas zu fürchten.

Außerdem: In einem Jahr fanden die Neuwahlen statt. Wenn Kennedy – und er wollte es – für weitere vier Jahre Präsident der Vereinigten Staaten bleiben wollte, brauchte er die Stimmen der 25 texanischen Wahlmänner. Auch wenn Kennedy kurz vor seinem Abflug aus Washington von seinem Geheimdienst den

Brief einer Lehrerin aus Dallas erhielt, in dem sie ihrer Klasse schrieb: »In drei Tagen kommt der Präsident. Die Schulleitung will, daß ihr an diesem Tag keinen Unterricht besuchen müßt, um entlang der Straße vom Flughafen zum Stadtzentrum den Präsidenten zu feiern, Fähnchen zu schwenken. Ich sage euch hiermit: Keiner von euch wird für den Umzug freibekommen, selbst wenn die ganze Familie Kennedy hier in Dallas auftauchen sollte. Ihr werdet in der Klasse bleiben. Er ist kein guter Präsident – und das sage ich nicht, weil ich eine Republikanerin bin und er ein Demokrat. Es ist egal, ob er es ist oder sein Bruder Bobby. Einer ist so schlecht wie der andere. Ihr werdet nicht gehen, ich werde nicht gehen. Schluß! Wenn ich ihn sähe, würde ich ihm ins Gesicht spucken!«

Er trat die Reise durch Texas an, er stellte sich seinen Gegnern. Er hatte keine Angst. Kennedy überflog das Programm dieses Tages, des 22. November 1963:
»Abfahrt vom Texas Hotel um 11.08 Uhr. Abflug nach Dallas um 11 Uhr 23. Autofahrt zum Trade Mart, dem Zentrum von Dallas. Ansprache an die Bevölkerung. Zurück zum Flughafen. Nächstes Ziel: der Luftwaffenstützpunkt Bergstrom bei Austin. Der Kapitän der Fußballmannschaft der Universität von Texas sollte Kennedy einen mit Autogrammen beschriebenen Football überreichen. Anschließend Autoparade durch die Stadt, Empfänge, Festessen. Schließlich Flug mit Hubschrauber zur Ranch des Vizepräsidenten L. B. Johnson.«
Ein heißer Tag. Obwohl es regnete. Eine Luftfeuchtigkeit, die das Atmen fast unmöglich machte. Und eine Temperatur von nahezu 30 Grad.
Als die gepanzerten Limousinen vom Texas-Hotel zum Flughafen rollten, wußte Ken O'Donnell immer noch nicht, ob er Befehl geben sollte, das gepanzerte Coupé-Dach der Limousine, die auf dem Flughafen von Dallas bereitstand, abnehmen zu lassen. Aber zehn Minuten, nachdem die Präsidentenmaschine »Number One« abgehoben hatte, gab er den Befehl:
»Der Präsident fährt im offenen Wagen vom Flughafen zum Trade Mart . . .«

Die ideale Entscheidung für den Fall, daß wirklich ein Mann ein Gewehr mit Zielfernrohr von einem hohen Gebäude auf den Kopf des Präsidenten einstellen sollte . . .

An Bord der Number One war auch Dr. George Burkley, einer der beiden Leibärzte des Präsidenten. Nur wenige wußten, daß er auch den Rang eines Admirals besaß. Er legte selber darauf keinen Wert. Er war die Bescheidenheit in Person. So nannten ihn auch jene, die ihn sehr gut kannten, Mister Modesty, Mister Bescheidenheit.

Während des kurzen Flugs von Fort Worth nach Dallas, eine Strecke von etwas mehr als 50 Kilometern, ging er in das abgetrennte Abteil, in dem John F. Kennedy saß.

»Eine verteufelte Luftfeuchtigkeit«, sagte er. »Vielleicht wäre es gut, Ihren Puls zu messen.«

Aber Kennedy sagte nur: »Im Weißen Haus, Doktor. Wenn wir aus Texas wieder zurück sind.«

Mister Bescheidenheit zog sich bescheiden zurück.

Der Pilot der Number One, Jim Swindal, sah auf die Uhr. Um 11 Uhr 38 sollte er landen. Auf dem Flughafen von Dallas waren alle Sicherheitsmaßnahmen getroffen.

Es gab viele, die John F. Kennedy vor dieser Reise durch Texas gewarnt hatten. Aber er hielt sie für nötig und unternahm sie. Er strahlte den frohen Optimismus der Jugend aus, auch wenn seine Rückenschmerzen ihn fast wahnsinnig machten. Für die wichtigste Eigenschaft eines Mannes hielt er die Zivilcourage, auch wenn er alles andere darunter verstand als sinnloses Heldentum. Er war dem Tod schon dreimal ganz nahegestanden – trotz aller Bemühung seiner Ärzte. Die tiefe Verwurzelung in dem katholischen Glauben machte Kennedy jedoch auch den Gedanken an den Tod erträglicher.

Es wäre falsch, daraus den Schluß zu ziehen, John F. Kennedy sei ein kranker Präsident gewesen – wie Roosevelt zum Beispiel oder sein Vorgänger Eisenhower. Den Vorwurf, ein kranker Mann zu sein, machten ihm sogar die eigenen Parteifreunde, einer vor allem: Lyndon B. Johnson, Senator aus Texas, der sich ebenfalls für die Demokraten als Präsidentschaftskandidat bewarb.

Als im Juli 1960 der demokratische Parteikonvent in Los Angeles zusammentrat, um endgültig zu entscheiden, ob Kennedy oder Johnson nominiert werden solle, brachten Anhänger Johnsons gegen Kennedy das Argument vor, dieser leide an der Addisonschen Krankheit, einer mit Bronzefärbung der Haut einhergehenden Erkrankung der Nebennieren, verursacht durch Adrenalinmangel. Und sie schilderten die verheerenden Folgen dieser Krankheit: Zuerst leichte Ermüdbarkeit, körperliche Schwäche, geistige Abgespanntheit, Absinken des Blutdrucks auf Werte um 110/70. Am Ende sei, weil die lebenswichtigen Hormone fehlten, der gesamte Körperhaushalt total zerrüttet. Das Endstadium aber heiße: Bewußtlosigkeit bis zum Tod.

Sie vergaßen nur eines zu erwähnen: Durch Behandlung mit dem synthetisch hergestellten Cortison war es der modernen Medizin längst gelungen, der Addisonschen Krankheit ihre gefährlichen Folgen zu nehmen. Um so nachdrücklicher wiesen sie auf den vorzüglichen Gesundheitszustand des um 10 Jahre älteren Johnson hin, obwohl sie wußten, daß ihr Kandidat wegen Herzattacken schon mehrere Male im Krankenhaus war. Was wog schwerer bei der Entscheidung der Demokraten, wen sie endgültig im November 1960 gegen den republikanischen Kandidaten Richard Nixon aufstellen würden: Kennedys angebliche Addisonsche Krankheit oder Johnsons Herzschwäche?

John F. Kennedy ließ sich auf diese Diskussion nicht ein. Er beauftragte ein unabhängiges Ärztegremium, dem Parteikonvent einen ausführlichen Bericht über seine Gesundheit zuzuleiten. Er war sogar damit einverstanden, daß die Anhänger Johnsons in seiner Partei Ärzte ihrer Wahl für dieses Gremium benennen könnten.

Im Bericht dieses Gremiums, das Kennedys Gesundheit innerhalb der letzten drei Jahre überprüfte, kann man lesen:

»1. Seit Beginn Ihrer anstrengenden Kampagne zur Wiederwahl als Senator von Massachusetts Anfang 1958 hat kein gesundheitliches Problem Ihre Bemühungen beeinträchtigt – ausgenommen eine kurze Halsentzündung im April 1960, der eine Erkältung und Kieferentzündung folgte.

2. Ihre Gesundheit ist ausgezeichnet. Ihre Vitalität, Ausdauer und Widerstandskraft gegen Infektionen sind überdurchschnittlich.

3. Nach gründlichem Studium Ihrer bisherigen Krankenblätter und nach sorgfältiger Untersuchung können wir feststellen, daß Sie allen Anstrengungen eines Präsidentenamtes gewachsen sind, daß Sie keiner speziellen medizinischen Behandlung bedürfen und keiner ungewöhnlichen Ruheperioden.

4. Ihre physische Verfassung – selbst unter härtestem Streß – zeigt an, daß Sie den Anstrengungen auch jenes Amtes gewachsen sein werden, das Sie anstreben . . .«

Als Kennedy am 8. November 1960 mit der hauchdünnen Mehrheit von nur 113 000 Stimmen – bei rund 68 Millionen Wahlberechtigten – den Republikaner Nixon geschlagen hatte und zum 35. Präsidenten der Vereinigten Staaten gewählt worden war, hatten die Ärzte nichts dagegen, daß ihr Memorandum über Kennedys Gesundheit – bis dahin eine Art von Geheimdokument – veröffentlicht wurde. Sie standen zu ihrer Erklärung. Nicht wenige Amerikaner wunderten sich allerdings, daß in diesem Bericht mit keinem Wort Kennedys Rückenleiden erwähnt wurde. Er hatte es sich 1937 zugezogen, als er bei einem Footballspiel seiner Universitätsmannschaft Harvard verletzt wurde und mit einem schweren Bandscheibenschaden vom Platz getragen werden mußte.

Bei Ausbruch des Zweiten Weltkrieges meldete er sich als Freiwilliger bei der Armee, aber die Militärärzte erklärten ihn nach ihrer Untersuchung wegen seines Bandscheibenschadens für dienstunfähig. Sechs Monate lang trieb er Gymnastik, ließ sich täglich massieren, schwamm zwei bis drei Stunden – der Gedanke, ein Invalide zu sein, war ihm unerträglich.

Nach dem Überfall der Japaner auf Pearl Harbour meldete er sich bei der Marine und bestand den Tauglichkeitstest. Er wurde Kommandant eines kleinen Patrouillenboots PT-109, das im Stillen Ozean eingesetzt war. In der Nacht zum 3. August 1943 tauchte in der Blacket-Straße bei den Salomon-Inseln plötzlich der scharfe Bug eines japanischen Zerstörers auf. PT-109 wurde buchstäblich in zwei Hälften geschnitten. Beim Aufprall des Zerstörers krachte Kennedy mit dem Rücken gegen einen stählernen Pfosten. Fünf Stunden schwamm er durch das nächtliche Meer, dann erreichte er eine kleine Insel. Gerettet – aber ein Fall für das Lazarett. Operation am Rücken und dann Malaria, die ihn bis auf die Knochen abmagern ließ. Sein Gesicht war von den Tabletten, die er von den Militärärzten im Lazarett von Lambu Lambu verschrieben bekam, ganz gelb. Er sah aus wie ein alter Mann, als er im März 1945 heimkehrte – und war doch erst 28.

Sieben Jahre lang kamen immer wieder die Malariaanfälle Als sie endlich vorüber waren, mußte er an Krücken gehen, weil ihn die Rückenschmerzen dazu zwangen. Sein Bruder Bob erinnerte sich später einmal, daß John »mindestens die Hälfte der Zeit, die er auf dieser Erde verweilte, Schmerzen hatte. Doch er zeigte sie selten. Aber oft war er auch so verzweifelt, daß er mit seinen Fäusten auf die Krücken einschlug und sagte: ›Lieber will ich sterben, als den Rest meines Lebens an diesen Dingern gehen.‹«

In der Politik hatte er zwar Karriere gemacht, war zweimal als Abgeordneter in den Kongreß gewählt worden und 1952 in den Senat des Staates Massachusetts. Seine Hochzeit mit Jacqueline Bouvier am 12. September 1953, in der katholischen Kirche von New Port von einem der höchsten Würdenträger der katholischen Kirche, Richard Cardinal Cushing, vor 2000 geladenen Ehrengästen persönlich vollzogen, war für die Vereinigten Staaten die Hochzeit des Jahres gewesen. Doch nur mit Mühe und mit zusammengebissenen Zähnen brachte es John Kennedy fertig, vor dem Altar niederzuknien. So unerträglich waren die Rückenschmerzen, daß er die Trauungszeremonie nur wie durch graue Schleier verfolgen konnte. Der Raubbau, den er bei den Wahlversammlungen zu den Senatswahlen mit seiner Gesundheit trieb, rächte sich. Es rächte sich, daß er versuchte, ohne Krücken die Säle zu betreten, aber – so sagte er – »was blieb mir anders übrig, als kerzengerade und stramm wie ein West-Point-Kadett den Saal bis zum Rednerpult hin zu durchqueren, man wählt ja keinen Krüppel . . .«

Im Jahre 1954 verschlimmerte sich sein Zustand so sehr, daß er sich zu einer zweiten Rückgrat-Operation entschloß. Dr. Eph Shorr, ein hochqualifizierter und international berühmter orthopädischer Chirurg am Manhattan Hospital for Special Surgery in New York, hatte keinen Zweifel gelassen, daß die Chancen 50 : 50 stünden – nicht nur für das Gelingen der Operation selbst, bei der eine Metallplatte eingesetzt werden sollte, um zwei Rückenwirbel zu verbinden, sondern auch für das Überleben überhaupt. Das Risiko, so erklärte Dr. Eph Shorr, liege darin, daß Kennedys Adrenal-Drüsen sehr geschwächt seien, eine Nachwirkung der langjährigen Malaria-Erkrankung. Dies bedeute aber eine starke Anfälligkeit für Schocks und Infektionen.

Kennedy wiederholte, was er schon seinem Bruder Bob gesagt hatte: »Lieber will ich sterben, als den Rest meines Lebens an Krücken gehen.«

Am 21. Oktober wagte Dr. Eph Shorr die Operation, assistiert von Dr. Eugene J. Cohen und von Dr. Janet G. Travell, einer jungen Ärztin, aber schon erfolgreich als Spezialistin für orthopädische Medizin. Die kleine Metallplatte wurde eingesetzt, die zwei Rückenwirbel verbinden sollte. Ein reines chirurgisches Problem, das Dr. Eph Shorr keine Schwierigkeiten machte. Doch die Infektion, die er befürchtet hatte, brachte Kennedy an den Rand des Todes. Acht Wochen dauerte die Krise. Er lag in einem verdunkelten Raum. Ein Priester kam, um ihm die letzte Ölung zu geben. Der Todkranke erkannte Jackie nicht mehr, nicht mehr seine betagten Eltern, Rose und Joe.

Thomas Schriber, einer seiner besten Freunde, besuchte ihn mehrmals. In seinen Erinnerungen an John F. Kennedy schrieb er später:

»Es war eine schreckliche Zeit für ihn. Aber es zeigte auch, welchen Mut der Junge hatte. Er wußte, daß er eine Überlebenschance von nicht mehr – wahrscheinlich weniger – als fünfzig Prozent hatte. Aber er wollte diese Chance nutzen. Gut oder schlecht, die Kennedys hatten mehr Mut als irgend etwas anderes.«

Zwei Monate dauerte die Krise, blieb es unentschieden, ob an ihrem Ende Leben oder Tod stehen würde. Kurz vor Weihnachten atmete Dr. Shorr auf, gab die Erlaubnis, daß John aus dem Krankenhaus entlassen werden könne. In Decken gehüllt, auf einer Trage liegend, brachte man ihn zu dem Flugzeug, das ihn in das elterliche Winterheim nach Palm Beach in Florida bringen sollte. In Palm Beach war Frühling. Die Blumen blühten . . .

Er mußte auch dort noch mehr als vier Monate flach im Bett liegen. Weiche Kissen wären eine Tortur für sein Rückgrat gewesen. Er konnte nicht länger als eine Stunde durchgehend schlafen. Aber er lebte. Er war dem Tod zum zweiten Mal entsprungen.

Untätig sein konnte er nicht. Doch seine politische Tätigkeit als Senator von Massachusetts konnte er im Moment genausowenig wieder aufnehmen. Jackie wollte ihn überreden, das Malen anzufangen. Malen? Er konnte den Vorschlag seiner Frau nicht übelnehmen, sie war ja selber eine ausgezeichnete Fotografin und Malerin. Aber Malen war nichts für John Kennedy.

In diesen Wochen und Monaten der erzwungenen Rekonvaleszenz schrieb Kennedy das Buch »Profiles in Courage«, später in Deutschland unter dem Titel »Zivilcourage« erschienen. Ein typisches Kennedy-Buch: Biographische Skizzen amerikanischer Senatoren, die in politischen Dingen ungewöhnlichen Mut an den Tag gelegt hatten, persönlichen und moralischen Mut.

Acht Monate Operation, Krise zwischen Leben und Tod, lange Rekonvaleszenz. Und das Ergebnis? Dem Tod wieder einmal entkommen, ein Buch, geschrieben in der erzwungenen Ruhe mit dem Titel »Zivilcourage«. Aber keine Heilung. Die Schmerzen im Rücken schlimm wie eh und je.

Dr. Eph Shorr war einer der seltenen Ärzte, der bereit war, sich zu korrigieren. Die Einsetzung einer kleinen Metallplatte, um zwei Rückenwirbel miteinander zu verbinden, hatte sich als Fehlschlag erwiesen. Er hatte den Mut, es offen einzugestehen. Hatte den Mut, Kennedy eine dritte Operation vorzuschlagen. Er sah den Zweifel in Kennedys Augen.

Nein, diesmal würde es keine Infektionsgefahr geben. Man werde lediglich die kleine Metallplatte entfernen. Man kenne inzwischen andere Mittel, um vielleicht doch dem Senator ein Leben auf Krücken ersparen zu können.

In einer dritten Operation Mitte 1955 wurde die kleine Metallplatte wieder entfernt. Es gab keine Nachwirkungen, es gab keine Infektion, es gab keine Krisis zwischen Leben und Tod. Die anderen Mittel waren Cortisonspritzen, waren Behandlungen mit Ultraschall – und Miss Janet Travell war es, die sie vorgeschlagen hatte.

Langsam, sehr langsam, aber deutlich sichtbar, wirkte die Therapie von Dr. Janet Travell. Wer sie sah, konnte sie eher für einen Mann halten als für eine Frau. Sie wirkte sehr hart, wenig weiblich – aber in den kargen Stunden ihrer Freizeit schrieb sie Gedichte.

Vielleicht war es gerade dies, das John F. Kennedy veranlaßte, nachdem er Präsident geworden war, sie ins Weiße Haus zu berufen . . . Eine Ärztin, international anerkannt auf ihrem Sektor der orthopädischen Medizin – aber auch eine Ärztin mit Zivilcourage. Sie sollte sie oft genug beweisen müssen, als er 35. Präsident der Vereinigten Staaten geworden war . . .

Dr. Janet Travell gehörte zu den Ärzten, die den Bericht des Ärztegremiums unterzeichneten, der dem neu gewählten Präsidenten einen exzellenten Gesundheitszustand bescheinigte.

»Warum, Miss Travell, steht in dem Bericht auch keine Zeile über die drei Rückenoperationen des jetzigen Präsidenten?« fragte sie ein Reporter des größten Nachrichtenmagazins der Welt. »Mister Kennedy ist Millionär. Sie kennen ihn seit 1955.«

Eine provokative Frage. Dr. Janet Travell blieb gelassen: »Unser Auftrag – und es war nicht nur meiner – lautete, einen Bericht über des Präsidenten Gesundheit in den letzten drei Jahren zu geben.«

»Und es gibt keine Rückenbeschwerden mehr?«

»Rückenbeschwerden bereiten nur Schmerzen. Ich bin sicher, daß Mister Kennedy bewiesen hat, daß Schmerzen ihn nicht handlungsunfähig machen. Ich kann nicht garantieren, daß er nicht auch während seiner Präsidentschaft für zwei oder drei Tage wieder zu Krücken greifen muß. Ein Herzfehler wäre viel schlimmer oder ein Leberschaden. Sie sollten unterscheiden zwischen zwar schmerzlichen Schmerzen eines Menschen und zwischen gefährlicher Unterfunktion lebenswichtiger Organe eines Menschen.«

»Was haben Sie getan, um die Rückenschmerzen des Präsidenten zu mildern, nachdem Sie ja seit Januar 1960 ›Leibärztin des Präsidenten‹ sind?«

»Zunächst: Ich bin nicht Leibärztin des Präsidenten. Ich bin Ärztin im Weißen Haus – für alle, die dort wohnen, dort arbeiten.«

»Gut – aber nun den Präsidenten angesprochen?«

»Nennen Sie es, meinetwegen, Kleinigkeiten. Ich habe veranlaßt, daß der Präsident so oft wie möglich in einem Schaukelstuhl sitzt – er entlastet sein Rückgrat. Ich habe veranlaßt, daß in seinen linken Schuh eine Einlage von fünf Millimetern Höhe gelegt wird, sie entlastet ebenso sein Rückgrat. Ich gehe ihm in genau dosierten Abständen Cortisonspritzen, ich verschreibe ihm – ebenfalls in genau dosierten Abständen – Ultraschall.«

»Sie glauben also, er wird voll handlungsfähig sein?«

»Ich tue alles, daß er es sein kann . . .«

Kennedy hatte unbegrenztes Vertrauen in die Behandlungsmethode von Dr. Janet Travell. Daß er fast ständig eine Rückenstütze tragen mußte, wußten nur wenige. Daß er oft von Schmerzen gepeinigt war, überspielte er nach außen hin mit seinem offenen Lächeln. Ein enger Freund des Präsidenten bemerkte einmal, daß er nie wüßte, ob das etwas »schiefe« Lächeln des Präsidenten auf Schmerz oder auf Amüsement zurückzuführen sei.

Er hatte sich damit abgefunden, daß er keine vollkommene Heilung seines Rückenleidens finden werde, daß hier immer, solange er lebte, die anfällige Stelle seines Körpers war. Doch wenn er an die Jahre der Hoffnungslosigkeit, an die drei schweren Rückenoperationen 1944, 1954 und 1955 zurückdachte, hatte Dr. Janet Travell mit ihrer Behandlung mehr erreicht, als er selber für möglich gehalten hätte. Es gab für ihn nur Dr. Travell, andere Ärzte brauchte er nicht – so schien es wenigstens.

Viele wunderten sich allerdings, daß manchmal in den großen amerikanischen Magazinen wie LIFE oder TIME, John F. Kennedy mit einem berühmten, aber sehr umstrittenen »Modearzt« zusammen abgebildet war: mit Dr. Max Jacobson. Als Gast im Weißen Haus, auf dem Landsitz der Kennedys in Florida. Man machte sich aber keine weiteren Gedanken darüber. Die Kennedys liebten es, oft Künstler, Wissenschaftler, Stars einzuladen, interessante Menschen um sich zu haben. Warum also nicht auch einen Dr. Max Jacobson?

Dr. Max Jacobson, im Jahre 1936 aus Deutschland in die USA emigriert, war der berühmteste jener Ärzte, die man in jenen Jahren als »Speed-Ärzte« bezeichnete. Speed bezieht sich auf eine Reihe von Drogen, die zumeist kombiniert gespritzt wurden, einige von ihnen von stark stimulierender Wirkung, andere beinahe harmlos. Zu diesen Psychopharmaka, die die »Speed-Ärzte« spritzten, gehört eine Vielzahl von Hormonen wie Cortison und Gonadotropin; Vitamine, besonders das Vitamin B 12; Narkotika wie Demerol; Amphetamine, vor allem Dexedrin und Methedrin, außerdem Gammaglobulin und Kalziumglucconat. Die meisten Patienten, die diese »Speed-Ärzte« aufsuchten, litten unter Depressionen, unter Mattigkeit, unter einer lähmenden Traurigkeit.

Zwar hat Dr. Jacobson selber nie sein Arztgeheimnis gebrochen, nie über seine Patienten gesprochen. Es steht aber fest, daß er Schriftsteller wie Truman Capote und Tennessee Williams behandelte, die Sänger Eddie Fisher und Maurice Chevalier, den Maler Salvador Dali, Hollywoodgrößen wie Cecil de Mille und Anthony Quinn, den berühmten Fotografen Mark Shaw. Churchills Leibarzt Lord Moran rühmte ihn als einen der größten Ärzte, die er kenne, Papst Pius XII empfing ihn zu einer Privataudienz. Filmproduzent Otto Preminger, der drei Monate sich von Dr. Jacobson behandeln ließ, sagte nachher:

»Es war eine der furchtbarsten Erfahrungen meines Lebens, nie würde ich es wieder tun.« Tennessee Williams mußte nach einer Speed-Behandlung durch Dr. Jacobson drei Monate in einem Nervensanatorium behandelt werden. Der Photograph Mark Shaw starb an einer Überdosis von Amphetaminen, die er sich selbst gespritzt hatte.

Viele Patienten aber bestätigten, daß ihre Müdigkeit, ihre Depression nach einer Speed-Injektion sofort verschwunden seien. »Vollkommene Entspannung und alles um zwölf Schattierungen heller und freundlicher«, sagte Susan Wood, Reporterin am New-York-Magazine nach einer Test-Injektion durch Dr. Jacobson.

»Ich fühlte mich wohl.«

Das Gerücht, auch John F. Kennedy ließe sich »Speed-Spritzen« von Dr. Jacobson geben, verstummte nicht. Es wurde fast zur Gewißheit, als Kennedy nach Wien flog, um dort am 3. und 4. Juni mit Chruschtschow zusammenzutreffen. Die Beziehungen zwischen den beiden Supermächten waren in den letzten Monaten der Eisenhower-Präsidentschaft auf einem Tiefpunkt angelangt. Kennedy sah es als eine seine ersten wichtigen Aufgaben an, das frostige Klima wieder zu erwärmen.

Natürlich war auch Dr. Janet Travell in Kennedys Begleitung. Doch nicht nur sie. Auch Dr. Max Jacobson flog mit nach Wien. Von Reportern daraufhin angesprochen, behauptete sie:

»Ich habe ihn auf dieser Reise nie gesehen – aber ich war drei bis viermal am Tag beim Präsidenten.«

Und sie blieb bei ihrer Behauptung, auch als Reporter des Nachrichtenmagazins Newsweek ihr alle Namen auf einer Liste vorlasen, die auf der Passagierliste der Begleitmaschine aufgeführt waren, auch der Name Dr. Max Jacobson.

»Ich habe ihn nicht gesehen.«

Dr. Jacobson selber erklärte nach Kennedys Tod, daß er dem Präsidenten Injektionen mit Antibiotika in Wien gegeben habe.

Nur Antibiotika? Oder doch auch Amphetamine? Aufputschmittel vor den schwierigen Gesprächen mit Chruschtschow?

Kennedy selber nahm das Geheimnis, ob Dr. Max Jacobson eine Art zweiter »heimlicher Leibarzt« war, mit ins Grab.

Dr. Janet Travell blieb bei ihrer Behauptung: »Ich habe ihn nicht gesehen.«

Dr. Max Jacobsons Praxis aber wurde viele Jahre später, am

28. April 1975, geschlossen. Die Oberste amerikanische Auf-
sichtsbehörde, The Bureau of Narcotics and Dangerous Drugs,
entzog dem 75jährigen die Lizenz als Arzt, warf ihm Betrug
und standeswidriges Verhalten vor: Viele seiner Patienten hätten
immer stärkere Drogendosierungen von ihm verlangt, und er
habe sie gegeben.

Jungenhafter Charme, Optimismus und manchmal Härte – sie
prägten Kennedys Gesicht von Jahr zu Jahr mehr. Kaum einmal,
daß Dr. Janet Travell in einer Pressekonferenz im Weißen Haus
von Journalisten aus aller Welt mit Fragen nach dem Gesundheitszustand des Präsidenten bestürmt wurde.
Schon im Herbst 1963 begann er mit den Vorbereitungen für
seine Wiederwahl; denn er war entschlossen, wieder zu kandi-
dieren. Seine Berater und er waren zuversichtlich, wenn es
gelang, die Wahlmänner in Texas wiederzugewinnen. Sie
liefen vor allem Sturm gegen die Civil Right Acts, ein Gesetz,
das Kennedy 1963 vorlegte, mit dem er den entscheidenden
Schritt zur rechtlichen, moralischen und tatsächlichen Gleich-
stellung der amerikanischen Bürger afrikanischer Abstammung
zu tun hoffte.
So begann er am 21. November die Reise nach Texas. Er wollte
sich stellen, wollte überzeugen, daß seine Politik, nach innen
wie nach außen, die richtige sei, der Weg der Zukunft, daß
man endlich Schluß machen müsse mit der Einstellung von
gestern, ja vorgestern, daß die weißen Amerikaner Bürger
1. Klasse seien und die schwarzen Amerikaner Bürger 2. Klasse.
Er wollte sich stellen in allen größeren Städten von Texas: in
Houston, San Antonio, Fort Worth, Dallas. Vor allem in Dallas;
denn dort schien die Opposition gegen Kennedys Politik am
stärksten zu sein.
Anonyme Flugblätter wurden dort am Tag vor seiner Ankunft
verteilt, aufgemacht wie der Steckbrief, mit dem man einen
Verbrecher sucht, mit dem Bild Kennedys und der Schlagzeile:
»Gesucht wird der Verbrecher Kennedy«
Zivilcourage – Kennedy hatte sie seit dem Untergang seines
Bootes PT-109 im Jahre 1944 oft genug bewiesen. Dallas würde

eine weitere Station auf diesem Weg sein, aber eine notwendige Station.

Jim Swindal, der Pilot der »Air Force One«, setzte die Maschine am 22. November Punkt 11 Uhr 38 auf der Betonpiste des Flughafens von Dallas auf. Zehn Minuten später formierte sich die Autokolonne zur Fahrt in die Stadt. Der genaue Weg, den sie nehmen würde, war von den Zeitungen schon Tage vorher genau bekanntgegeben worden. Die Sicherheitsbehörden hatten davon abgeraten, aber Kennedy hatte es so gewollt. Man sollte ihn sehen können, wenn man es wollte, seine Anhänger genauso wie seine Gegner.

Der Präsidentenwagen war eine Sonderausführung des 1961er Lincoln Kabrioletts, die Plastikkuppel war abgenommen worden. Am hinteren Ende des Wagens waren auf jeder Seite kleine Trittbretter für je einen Sicherheitsbeamten, der sich an einem Metallgriff festhalten konnte. Aber Kennedy hatte gewünscht, daß während der Autoparade keine Beamten auf diesen Trittbrettern stehen sollten.

Er saß rechts auf der hinteren Sitzbank und Mrs. Kennedy an seiner linken Seite. Conally, der republikanische Senator von Texas, saß auf dem rechten Klappsitz und Mrs. Conally auf dem linken.

Vier Motorräder, zwei auf jeder Seite, flankierten das hintere Ende des Präsidentenwagens. Dicht dahinter fuhr der Geleitwagen, ein achtsitziges Cadillac-Kabriolett mit Spezialausrüstung. Die acht Sicherheitsbeamten trugen Pistolen vom Kaliber 38, ein Schnellfeuergewehr vom Typ AR-15 lag griffbereit. Seine Mündungsgeschwindigkeit war so groß, daß eine Kugel, die jemanden in die Brust traf, ihm zugleich den Kopf abreißen mußte.

Dann kam die Kolonne der anderen Wagen, mit dem Vizepräsidenten Johnson und seiner Frau, Staats- und Stadtrepräsentanten. Admiral George G. Burkley, der als Arzt die Texasreise mitmachte, saß in einem der letzten Wagen. Umsonst hatte er sich bemüht, in einem der vorderen Wagen Platz zu finden. »Als Arzt müßte ich doch in seiner Nähe sein«, hatte er vor Abfahrt der Kolonne gesagt. »Ich verstehe nicht, warum ich nicht im ersten Wagen fahren darf. Ich könnte mich ja einem Beamten auf den Schoß setzen.«

Niemand kümmerte sich darum, was Dr. George G. Burkley sagte.

Auf dem ersten Teil der Fahrtroute in die Stadt standen nur wenige Menschen. Dann aber, kurz bevor die Main Street begann, begann der Jubel. Die Leute standen in acht, zehn und mehr Reihen hintereinander zu beiden Seiten des Bürgersteigs, jubelten, warfen Papierschlangen – eine Straße der Ovation, fast 2 Kilometer lang. Brütende Hitze, die Luft flimmerte. Die Zeiger der Riesenuhr auf dem Wolkenkratzer der Mercantile-Bank zeigten 12 Uhr 26. Noch neun Minuten, dann war das Ziel erreicht: Der Bankettsaal im Trade Mart.

Fünf Minuten später fielen die Schüsse . . . Genau 12 Uhr 31.

Im knapp sieben Kilometer vom Trade Mart entfernten, am Harry Hines Boulevard gelegenen Parkland Memorial Hospital läutete um 12 Uhr 32 in der Zentrale das Telefon. Mrs. Anne Ferguson, Telefonistin auf Platz 2 der Vermittlung, kippte den Klapphebel und hörte:

»601 kommt auf Code 3. Alles bereit machen!«

601 war die Rufnummer der Motorradeskorte des Präsidenten. Code drei bedeutete höchste Alarmstufe.

Mrs. Anne Ferguson wußte, was sie zu tun hatte. Das Parkland Memorial Hospital zu Dallas war alles andere als ein Provinzkrankenhaus. Es hatte 607 Krankenbetten, es war der Mittelpunkt einer Medizinfakultät für den Südwesten Amerikas. Die Unfallstation fertigte durchschnittlich 272 Fälle pro Tag ab, alle fünf Minuten einen. Es gab kein medizinisches Spezialfach, für das an diesem Krankenhaus nicht auch ein Spezialist zur Verfügung stand.

Dr. Tom Shires, der Chefarzt des Hospitals, war an diesem Tag irgendwo in Texas, um einen Vortrag zu halten. So wurde Dr. Malcolm Perry, Chirurg, groß, rothaarig, 34 Jahre, der zu dieser Minute in der Kantine zu Mittag aß, zum Mittelpunkt eines hektischen Rettungsversuchs im Unfallraum Nr. 1, Zimmernummer 24740. Das Büropersonal war diszipliniert. Im Aufnahmebuch steht zu lesen:

»Kennedy, John F., weiß, männlich, Notaufnahme . . . Schußverletzung . . .«
Und zwei Zeilen weiter:
»Conally, John, weiß, männlich, Notaufnahme . . . Schußverletzung . . . Zimmer 24 743 . . .«
Mit einer Geschwindigkeit von mehr als 110 Stundenkilometer
war der Fahrer des Präsidentenwagen nach den Schüssen zum
Hospital gefahren. Wenige Minuten nur, aber als der Präsident
auf einer Trage in den Unfallraum Nr. 1 gebracht wurde, drängten sich dort schon 13 Ärzte:
Die Chirurgen Charles Carrico, Malcolm O. Perry, Charles R.
Baxter, Robert N. McClelland, Ronald C. Jones; der Chefneurologe William Kemp Clark; vier Narkosespezialisten:
Marion T. Jenkins, Adolph H. Gieseke, Jackie H. Hunt, Gene
C. Akin; ein Facharzt für Urologie: Paul C. Peters; ein Facharzt
für Kieferchirurgie Don T. Curtis und ein Herzspezialist Fouad
A. Bashour.
Drei Minuten später kam auch Dr. Burkley in den Unfallraum
Nr. 1, gerade rechtzeitig, um die Frage des Chirurgen nach der
Blutgruppe des Präsidenten zu beantworten:
»Null RH positiv«, sagte er.
Und er entnahm seinem kleinen schwarzen Koffer drei Ampullen mit je 100 mg Solu-Cortef und murmelte:
»Intravenös oder intramuskulär.«
Aber es konnte in dem allgemeinen Durcheinander nicht mehr
festgestellt werden, ob die Infusion erfolgte.
Wenn man überhaupt einen einigermaßen wahrscheinlichen
Ablauf der Bemühungen, Kennedy am Leben zu erhalten, geben
kann, so nur, wenn man sich an die Protokolle hält, die ein
Jahr später im sogenannten Warren-Report vorgelegt wurden.
Earl Warren, Oberster Richter der USA, war mit der Untersuchung des Mordes an John F. Kennedy beauftragt worden.
Nach diesen Protokollen geschah am 22. November 1963 zwischen 12 Uhr 31 und 13.00 im Unfallraum Nr. 1 des Parkland
Memorial Hospital folgendes:
Der erste Arzt, der den Präsidenten sah, war der Facharzt für
Chirurgie Dr. Charles J. Carrico. Er war schon auf der Unfall-

station, um einen anderen Patienten zu behandeln, als die Alarm-
meldung in der Funk- und Fernsprechzentrale ankam.

Vor dem Warren-Ausschuß erklärte Dr. Carrico:
»Der Präsident lag auf dem Rücken, als er in den Unfallraum
hereingerollt wurde. Ich stellte fest, daß seine Haut bläulich-
weiß bis aschgrau verfärbt war. Sein Atem war, wie in der
Agonie, langsam, krampfhaft und arhythmisch. Er war völlig
bewegungslos. Die Augen standen mit weiten Pupillen offen
und zeigten keine Reaktion auf Licht. Der Puls war nicht zu
spüren. Aber ich hörte Geräusche in der Brusthöhle und
schloß daraus, daß der Präsident noch lebte.

Ich stellte zwei Verwundungen fest: eine kleine Schußwunde
vorn am unteren Teil des Halses und eine ausgedehnte Ver-
letzung am Kopf des Präsidenten, ein Teil der Schädeldecke
fehlte. An dieser Wunde entdeckte ich Fetzen der Gehirn-
substanz und erhebliche Sickerflüssigkeit, auf die stärkere Blutungen folgten. Auf der rechten Seite des Kehlkopfes, der
leicht nach links verschoben war, bemerkte ich Quetschungen,
blutunterlaufene Stellen und Hautfetzen, die auf eine Ver-
letzung der Luftröhre schließen ließen. Ich führte eine Sonde
durch die Wunde ein und verband das Ansatzstück mit einem
Bennetapparat, um die Atmung des Präsidenten künstlich zu
beleben . . . «

Genau zu diesem Zeitpunkt übernahm Dr. Malcolm O. Perry,
aus der Kantine alarmiert, noch an seinem Mittagessen kauend,
die weitere Behandlung. Er warf seinen leichten blauen Sport-
sakko auf den blutbespritzten Fußboden, streifte Gummihand-
schuhe über seine großen Hände. Zeit, sie noch zu waschen,
blieb nicht. Vor der Kommission gab er zu Protokoll:
»Mein erster Gedanke war: ›Der Präsident ist größer als ich.‹
Mein zweiter: ›Er ist der bedeutendste Mann der Erde.‹ Natürlich bemerkte ich sofort den erheblichen Blutverlust, den er
auf der Fahrt vom Trade Mart zum Hospital erlitten hatte.
Ich versuchte, den Puls an der Oberschenkelarterie zu fühlen.
Erfolglos. Ich wußte, wenn überhaupt noch eine Chance fürs
Überleben bestand, mußte ich einen Luftröhrenschnitt machen.
Es dauerte 3 bis 5 Minuten. In der gleichen Zeit machten

Dr. Carrico und Dr. Jones Einschnitte am rechten Bein des Präsidenten und an seinem linken Arm, um seinem Kreislauf Blut und Flüssigkeit zuzuführen. Zur Behandlung der bekannten Nebennierenschwäche des Präsidenten gab Dr. Carrico Hydrocortison.

Als ich frei strömende Luft und Blut in der Brusthöhle des Präsidenten wahrnahm, ließ ich Drainagesonden zum Abfluß von Blut und Luft legen. Die Ärzte Dr. Peters und Baxter begannen mit dieser Prozedur . . .«

In dieser Situation kam Mrs. Kennedy in den Unfallraum Nr. 1. Sie stand ganz links in der Ecke. Ihre Wange war blutbespritzt. Eine Weile lehnte sie ihr Gesicht an Dr. Burkleys Schulter, dann stand sie regungslos, sah Dr. Perry zu, der mit Herzmassage begann.

»Ich massierte zehn Minuten lang«, gab Dr. Perry vor der Warren-Kommission zu Protokoll. Wir hatten auch alles andere getan, was möglich ist. Kochsalzlösung, Hydrocortison und die erste Blutkonserve strömten durch zwei Katheter in den Körper des Präsidenten. Ein Magenschlauch wurde durch die Nase eingeführt und beseitigte aus seinem Magen mögliche Ursachen einer Übelkeit. Zwei Schläuche verhinderten den Kollaps der Lungen und drückten etwa vorhandenen Schleim durch den Luftröhrenschlauch heraus. Ich aber strich und knetete das muskulöse Fleisch über dem Brustkorb des Präsidenten und versuchte, sein Herz zum Schlagen zu bringen, bis ich nicht mehr konnte. Ich bat um Ablösung. Ich wußte, daß seine spasmodischen Atemzüge schon aufgehört hatten. Die Blutung aus der großen Wunde in der rechten Kopfseite hatte aufgehört, weil kein Blut mehr im Körper war. In den Adern war nur noch die zugeführte Flüssigkeit, die Haut des Präsidenten erschreckend weiß. Die Zeiger des Elektrokardiographen zitterten kaum noch.«

Die Uhr zeigte 13. Die Nadel des EKG rührte sich nicht mehr. Dr. Perry nahm seine Hände vom unnatürlich weißen Brustkorb Kennedys, sank in einen Stuhl.

Um 13 Uhr erklärte Dr. William Clark den 35. Präsidenten der Vereinigten Staaten für tot.

Die Sicherheitsbehörden kümmerten sich bereits um die Sicherheit des neuen Präsidenten: Lyndon B. Johnson.

14 Uhr 47 nach Dallas-Ortszeit hob die »Air-Force One« vom Rollfeld in Dallas ab.

Kurz zuvor war Lyndon B. Johnson als neuer Präsident vereidigt worden.

Im hinteren Teil der Maschine stand der Sarg, vom Bestattungsinstitut Oneal, dem ersten in Dallas, in gewohnter Schnelligkeit geliefert.

Earl Warren, Amerikas Oberster Richter, mit der Aufklärung des Mordes an Kennedy noch immer beschäftigt, bat Dr. Perry noch einmal zu einem Verhör.

»Warum haben Sie nicht auch den Rücken des Präsidenten untersucht, damals, am 22. November 1963?«

Dr. Perry:

»Der Präsident befand sich ganz offensichtlich in äußerster Notlage. Jede auch nur einigermaßen gründliche Untersuchung hätte mehrere Minuten – jawohl mehrere – das heißt beträchtliche Zeit erfordert. Sie stand uns in diesem Augenblick nicht zur Verfügung. Für eine gründliche Untersuchung hätte man ihn waschen und den Rücken reinigen müssen, und das ist bei der Behandlung eines lebensgefährlich Verletzten nicht angebracht. Ehe man dazu übergehen kann, den Umfang der erlittenen Verletzungen zu untersuchen, muß man versuchen, die unmittelbar lebensbedrohenden Erscheinungen festzustellen und zu bekämpfen.«

»Hatten Sie Gelegenheit, den Rücken des Präsidenten wenigstens anzusehen?«

Dr. Perry:

»Nein, wir mußten uns zunächst um seine Atmung kümmern, für genügend Luftzufuhr sorgen und außerdem den Kreislauf genügend unterstützen. Ehe wir das erreicht hatten, hatte die Herztätigkeit des Präsidenten aufgehört. Die dadurch notwendig gewordene Herzmassage verhinderte eine Untersuchung des Rückens.«

»Wurden nach dem Ableben des Präsidenten Anstalten gemacht, seinen Rücken zu untersuchen?«

Dr. Perry:

»Nein.«

»Und wieso wurde eine solche Untersuchung unterlassen?«

Dr. Perry:

»Ich glaube, niemand hatte das Herz dazu. Ich habe nie zuvor einen Präsidenten gesehen oder behandelt.«

Als nach über einjähriger Untersuchung Earl Warren seine Untersuchung über den Mord an Kennedy vorlegte, sagte er: »Gewisse Tatsachen über den Mord an Präsident Kennedy wird die Öffentlichkeit aus Gründen der Staatssicherheit erst in 75 Jahren erfahren können.«

Was die Ärzte getan haben, um Kennedy zu retten, in vier Operationen, 1944, 1954, 1955 und 1963, wurde hier dokumentiert.

Warum es zur letzten, hoffnungslosen Operation am 22. November 1963 kommen mußte, wird, wenn man des Obersten Richters Warren Worten glauben darf, Geheimnis bis zum Jahr 2040 sein.

Wladimir Iljitsch Lenin

Ein Gehirn wird seziert

Das Attentat auf Lenin und eine verfrühte Todesmeldung
Lenins seelischer Zusammenbruch nach dem Tod der
Geliebten Inès Armand
Professor Rosanows düstere Ahnungen nach Lenins erstem Schlaganfall
Europas Gehirnspezialisten werden nach Moskau gerufen
Lenins Gehirn wird fünf Jahre lang seziert
Das »Pantheon der Gehirne«

Er hatte seinen eigentlichen Namen schon beinahe vergessen, den Namen Wladimir Iljitsch Uljanow, unter dem er am 22. April 1870 in das Geburtenregister des kleinen Städtchens Simbirsk an der Wolga eingetragen worden war. Wenn man ihn fragte, seit wann er sich *Lenin* nannte, erfuhr man dann, daß er mit diesem Namen einen Artikel in der Zeitschrift der Exilrussen »Sarja« geschrieben habe. Sarja – Morgenröte. Es war im Dezember 1901. Nach Jahren in Gefängnissen war Wladimir Iljitsch Uljanow in die Schweiz emigriert.

Fast auf den Tag genau, sechzehn Jahre später, war Lenin vom II. Sowjetkongreß zum Vorsitzenden des Rats der Volkskommissare, zum Regierungschef, gewählt worden. Er war 47 Jahre alt, ein Mann, der vor Gesundheit strotzte. Trotz Gefängnis, Verbannung, Irrfahrt durch halb Europa. Ärzte? Er hatte sie bisher nicht gebraucht. Noch war kein Krankenblatt in irgendeiner Praxis über ihn angelegt.

Er arbeitete fast »rund um die Uhr«. Er stand um zehn Uhr auf, um elf saß er an seinem Schreibtisch und las die Zeitungen. Dann erfolgten vereinbarte Interviews oder Vorträge. Jedes Interview war zeitlich genau begrenzt. Um fünf Uhr verließ Lenin sein Büro im Kreml zum Mittagessen. Um sieben Uhr abends begannen die Kabinettssitzungen. Sie dauerten gewöhnlich bis ein oder zwei Uhr morgens. In seiner Wohnung pflegte er dann noch bis fünf oder sechs Uhr morgens zu arbeiten.

Bei den Kabinettssitzungen war Rauchen streng verboten. Lenin konnte es nicht vertragen. Da aber manche Kabinettsmitglieder leidenschaftliche Raucher waren, durften sie der Reihe nach ein in die Wand nach außen gebrochenes »Luftloch« benutzen.

Einer von Lenins Sekretären, Mstislawski, erinnerte sich später: »Wenn irgendwelche Fremden bei diesen Versammlungen zugegen gewesen wären, hätte es sie sicher sehr belustigt, die Volkskommissare wie heimlich rauchende Schuljungen mit ihren Zigaretten an das Luftloch treten, ein paar Züge rauchen und dann an ihre Plätze zurückgehen zu sehen. Manchmal warteten mehrere Männer hintereinander auf das Luftloch.«

Wenn nicht etwas Unvoraussehbares geschah, Lenin würde alt, sehr alt werden. Keiner in seiner Umgebung zweifelte daran. Er selber hoffte es; denn die Revolution, auf die er seit über 30 Jahren hingearbeitet hatte, steckte noch in den Anfängen. Bis zu jenem bolschewistischen Staat, wie er ihm vorschwebte, war noch ein weiter Weg. Und ein gefährlicher.

Das Unvoraussehbare geschah, am 30. August 1918. Lenin wollte bei einer Arbeiterversammlung in Moskau sprechen. Einige Grußworte nur, keine programmatische Rede. Er sah die Frau, die dicht vor dem Rednerpodium saß, ihm aufmerksam zuhörte, ihn anstarrte, nervös eine Zigarette nach der anderen rauchte. Lenin sprach etwa zehn Minuten, dann ging er vom Podium, zog den Mantel an, setzte den Hut auf, verließ die Halle. Draußen stand das Auto, das ihn zu einer anderen Versammlung bringen sollte. Plötzlich war die Frau neben ihm. Er erkannte sie sofort wieder. Sie stellte ihm einige Fragen, ging neben ihm her, während er ihr antwortete. Als er in das Auto einsteigen wollte, peitschten die Schüsse auf, aus kürzester Entfernung hatte die Frau die Pistole gezogen. Lenin stürzte zu Boden, blieb leblos liegen. Sein Chauffeur und einige Arbeiter hoben ihn auf, legten ihn auf den Rücksitz des Wagens. Doch das Gerücht machte mit Windeseile die Runde:

»Lenin ist tot!«

In halsbrecherischer Fahrt raste der Chauffeur in den Kreml zurück. »Er stöhnte nicht, er ächzte nicht, er machte überhaupt kein Geräusch. Sein Gesicht war bleich, er lag auf dem Schoß eines Genossen wie ein hilfloses Kind«, gab der Chauffeur später zu Protokoll. Und weiter: »Wir trugen ihn in sein Schlafzimmer im dritten Stock des Kreml, legten ihn ins Bett. Ich versuchte ihm das Hemd auszuziehen, es gelang mir nicht, es war von Blut verkrustet. Ich mußte es aufschneiden.«

Professor Rosanow, einer der bedeutendsten Moskauer Ärzte, stellte fest, daß eine Kugel Lenins linke Schulter zerschlagen, eine andere die Lungenspitze durchbohrt hatte. Bluttransfusionen und vier Wochen vollkommene Ruhe – dann hatte er die Folgen des Attentats überstanden. Kein Problem für seine Ärzte, kein Problem für ihn.

In der Lubianka, dem Moskauer Gefängnis, gab die Frau zu Protokoll: »Ich heiße Fanija Kaplan. Ich habe auf Lenin geschossen. Es war mein freier Wille. Ich hatte schon lange vor, Lenin zu töten. In meinen Augen hat er die Revolution verraten . . .«

Drei Wochen nach dem Attentat, Lenin war noch nicht völlig wieder gesund, erreichte ihn ein Telegramm aus Simbirsk, seiner Heimatstadt. Die Rote Armee hatte die kleine Stadt erobert. »Dies ist die Antwort auf eine Ihrer Wunden«, las Lenin im Telegramm. Seine Antwort:

»Die Einnahme von Simbirsk, meiner Heimatstadt, ist der heilkräftigste, der beste Verband für meine Wunden. Ich fühle einen ungewöhnlichen Zustrom von Kraft und Energie.«

Das Unvorhersehbare war geschehen. Schüsse aus nächster Nähe. Von den Ärzten, die Lenin retteten, sprach niemand.

»Lange lebe Lenin«, skandierten die Arbeiter, als er sich vier Wochen später wieder in der Öffentlichkeit zeigte.

Niemand zweifelte daran, Lenin selber am wenigsten.

Er wußte nicht, daß er den Tod schon in sich trug . . .

Die Schüsse einer Frau, die Lenin haßte, hatten ihn an den Rand des Todes gebracht. Der Tod einer anderen Frau, die Lenin liebte, stürzte den Diktator im September 1920 in eine nicht weniger lebensgefährliche Krise. Es war ein seelischer Zusammenbruch, gegen den die Ärzte kein Medikament kannten. Psychosomatische Medizin? Der Begriff war damals noch nahezu unbekannt. Lenin mußte allein damit fertig werden. Doch die Spuren gruben sich sichtbar, für keinen übersehbar, in sein sonst so hartes Gesicht ein.

Niemand ahnte damals die Zusammenhänge. Die einzige, die davon wußte, schwieg: Lenins Frau Nadeshda Krupskaja. Sie schwieg schon zehn Jahre lang, seit jenen Tagen in Paris, in der Emigration, als es geschah.

Damals hatte Lenin die Bolschewistin Inès Armand, eine russische Emigrantin, geschieden und Mutter von drei Kindern, kennengelernt. Aus der Bekanntschaft wurde eine leidenschaftliche Liebesaffäre. Nadeshda Krupskaja fand sich damit ab.

Sie fand sich auch damit ab, daß Lenin seine Geliebte nach Rußland holte, als er zur Macht gekommen war. Er ernannte Inès zur Frauenleiterin des Zentralkomitees der Kommunistischen Partei. Als sie im August 1920 völlig überarbeitet war, schickte er sie zur Erholung in den Kaukasus. In einem handschriftlichen Brief forderte er alle Verwaltungen der Bäder und Sanatorien des Kaukasus auf, Inès Armand in jeder Weise behilflich zu sein.

In einem dieser Schreiben heißt es:

»Gen. Sergo! Inès Armand reist heute ab. Bitte vergessen Sie Ihr Versprechen nicht. Sie müssen nach Kislowodsk telegrafieren, anordnen, daß sie ordentlich untergebracht wird. Sie müssen die Ausführung kontrollieren. Ohne Kontrolle wird niemand auch nur einen Finger rühren.

Antworten Sie mir bitte mit einem Brief und, wenn möglich, auch telegrafisch: Brief erhalten, werde alles tun und für eine effektive Kontrolle sorgen.

Ich bitte Sie sehr, in Anbetracht der gefährlichen Lage im Kubangebiet mit Inès Armand Verbindung aufzunehmen, um sie, falls nötig, rechtzeitig nach Petrowsk und Astrachen zu evakuieren oder in den Bergen an der Küste des Kaspischen Meeres unterzubringen und überhaupt alle Nötige zu tun.«

Fast beschwörende Sätze, keine Spur von Befehl in ihnen. Nur die Sorge um Inès, die Frau, die seit zehn Jahren zu seinem Leben gehörte.

Doch gegen die Cholera, die wenige Tage nach der Abreise von Inès Armand im Kaukasus und an den Küsten des Schwarzen Meeres ausbrach, war auch Genosse Sergo machtlos. Als Lenin das Telegramm mit der Todesnachricht erreichte, schien er von einer Sekunde zur anderen zu verfallen. Eine Augenzeugin jener Tage, Angelica Balabanoff, ebenfalls führendes Mitglied der Kommunistischen Partei, stellte fest:

»Nie habe ich einen Menschen so ganz in seinem Schmerz aufgehen sehen, zugleich aber in der Anstrengung, diesen Schmerz für sich zu behalten und der Aufmerksamkeit der anderen zu entziehen. Seine ganze Erscheinung, nicht nur sein Gesicht, drückten einen solchen Kummer aus, daß ich nicht einmal wagte, ihn mit einem Kopfnicken zu begrüßen. Es war klar, daß er mit seiner Trauer allein sein wollte. Er schien kleiner geworden. Die Mütze bedeckte sein Gesicht, die Augen schienen in den mühsam verhaltenen Tränen unterzugehen.« Lenin war noch nicht 50 Jahre alt. Der Tod der Geliebten hatte ihn, der den Tod zahlloser Konterrevolutionäre befahl, an den Rand des psychischen Zusammenbruchs gebracht.

Hektischer, härter und bedingungsloser nahm er nach der Beisetzung von Inès Armand seine Arbeit wieder auf.

Aber er war ein gebrochener Mann. Nur eine Frage der Zeit, dann mußte diesem psychischen Verfall auch der physische folgen ...

Die ersten Vorzeichen deuteten sich Ende 1921 an: Schlaflosigkeit, bohrende Kopfschmerzen, schnelle Erschöpfung, Schwindelanfälle. Bei Konferenzen geschah es immer häufiger, daß er plötzlich mit beiden Händen an seinen Kopf faßte und so für Minuten regungslos, fast ohne Leben, dasaß.

Professor Rosanow untersuchte ihn. Herz, Lunge, Leber, Niere – ohne Befund. Alle Symptome führte er auf Überarbeitung zurück. Auf Streß also, wenn es diesen Ausdruck damals schon gegeben hätte. Kein Wunder bei dem 16-, 18-, 20-Stunden-Tag, wie Lenin ihn seit Jahren durchhielt. Natürlich lautete die Therapie: Ausspannen, kürzer treten, einige Wochen aufs Land, viel frische Luft, Ruhe. Professor Rosanow war überzeugt, daß eine solche Ruhekur wieder alles ins Gleichgewicht bringen werde.

In Gorki, einem Dorf etwa 50 Kilometer von Moskau entfernt, hatte Lenin in einem ehemaligen Schlößchen eine Landwohnung. Widerstrebend folgte er dem Vorschlag Professor Rosanows. Ehe er sein Büro im Kreml verließ, richtete er an die Mitglieder des Politbüros noch ein Handschreiben:

»Ich fürchte, daß es mir nicht möglich sein wird, am elften Parteikongreß im März teilzunehmen. Meine Schlaflosigkeit hat sich auf teuflische Weise verschlimmert.« Im Rolls-Royce – aus dem Wagenpark des ermordeten Zaren – fuhr er aus dem großen Kremltor.

Er besorgte sich medizinische Bücher und redete sich mehr und mehr ein, daß er an Paralyse leide. Alle Krankheitserscheinungen, die er bei sich feststellte, stimmten zu genau mit dem Krankheitsbild der Paralyse überein.

Die fixe Idee »Paralyse« fraß sich in ihm fest. Niemandem gelang es, nicht seinen engsten Freunden, nicht seiner Frau Nadeshda, ihn davon abzubringen.

Professor Rosanow beharrte, nach weiteren Untersuchungen Lenins, auf seiner Diagnose: Überarbeitung.

Wer sollte recht behalten?

Zunächst – so schien es – Professor Rosanow. In der ländlichen Ruhe von Gorki besserte sich Lenins Zustand, so daß er – zum Staunen aller – doch im März 1922 dem elften Parteikongreß in Moskau beiwohnen konnte. Die Wahl Stalins zum Generalsekretär der Kommunistischen Partei vermochte er allerdings nicht zu verhindern. Er mußte sich damit abfinden, daß ein Mann, dem er zutiefst mißtraute, nun zur obersten Parteispitze zählte. Er fühlte sich zerschlagen, enttäuscht und voller Pessimismus. Kränker als zuvor kehrte er auf seinen Landsitz in Gorki zurück. Rasende Kopfschmerzen Tag und Nacht. Eine neuerliche gründliche Untersuchung durch Dr. Rosanow ergab keinerlei organisches Leiden in Lenins Nervensystem. Einige Monate Ruhe waren nach seiner Meinung die beste und sicherste Medizin. In der Nacht des 20. Mai 1922 wurde er telefonisch dringend nach Gorki befohlen. Als er ankam, fand er Lenin vom Schlag getroffen, stumm, die rechte Hand und das rechte Bein waren gelähmt. In der gleichen Nacht traten die führenden Männer des Politbüros zusammen. Sie formulierten ein vorsichtiges Kommuniqué über Lenins Krankheit, die es »notwendig mache, daß Lenin einige Monate vollkommene Ruhe brauche«. Und beauftragten in der gleichen Nacht den staatlichen Gesundheitskommissar, Dr. Semaschko, Lenins Behandlung zu übernehmen.

Dr. Semaschko berief eine Reihe russischer Ärzte nach Moskau, um mit ihnen gemeinsam zu versuchen, die Ursache für Lenins Krankheit zu finden und endlich zu einer gültigen Diagnose und damit auch zu einer erfolgversprechenden Therapie zu gelangen.

»Ich war der Mittler zwischen den Ärzten und Wladimir Iljitsch, über mich richteten sie ihre oft heiklen Fragen an ihn, die sie ihm – wie es das Politbüro wollte – nicht direkt stellen sollten. Ich begriff, daß Wladimir Iljitsch meine Aufgabe nicht schätzte . . .«, berichtete Dr. Semaschko später.

Doch auch sie kamen weder zu einer Diagnose noch zu einer Therapie. Und hinter den Kulissen des Kreml begannen bereits die Machtkämpfe der Diadochen um Lenins Nachfolge. Ihre Hauptakteure: Stalin und Trotzki . . .

Hinter den verdunkelten Fenstern des Landschlößchens zu Gorki lag Lenin stumm, halbseitig gelähmt. Immer wieder wurde sein Körper von Anfällen geschüttelt, die ihn ohnmächtig werden ließen. Wenn die Anfälle vorüber waren, fühlte er sich etwas wohler. Seine Schwester Maria pflegte ihn, seine Frau Nadeshda lehrte ihn mit unendlicher Geduld, mit der linken Hand zu schreiben.

»Ob es das Ende sei?« las Dr. Semaschko eines Tages auf dem Zettel, den Lenin ihm entgegenhielt. Dr. Semaschko erklärte ihm, daß die Ärzte nicht der Meinung seien.

»Wenn das Ende nahe ist, muß man es mir sagen. Ich habe noch wichtige Befehle zu erteilen«, las Dr. Semaschko ein andermal auf dem Zettel.

Und jeden Tag mußte der Gesundheitskommissar Dr. Semaschko den Männern des Politbüros über alles, was in Gorki geschah, berichten.

Wie ein Kind mußte Lenin wieder das Sprechen lernen. Nadeshda fühlte sich in ihre Zeit als Lehrerin zurückversetzt, als sie Kindern das Sprechen beibrachte, damals an einer Schule zu Petersburg.

An den langen Abenden ließ er den russischen Pianisten Piatakow nach Gorki kommen. Lenin wollte Musik hören, Musik von Chopin, Brahms und Bach. Piatakow spielte und Lenin lag mit geschlossenen Augen da, in einem seltsamen Zwischenstadium von Wachheit und Traum . . . Gespenstische Idylle.

»Während ich spielte«, schrieb Piatakow später, »bemerkte ich oft, wie Lenins Gesicht sich vollkommen veränderte, es wurde ruhig, einfach und kindlich ernst. Der übliche verschlagene Ausdruck seiner Augen verschwand vollständig.«

Es war mehr der unbändigen Willenskraft Lenins als den Bemühungen seiner Ärzte zu verdanken, daß er – im Juli 1922 – noch einmal die Zügel der Macht in die Hände nehmen konnte. Seine Ärzte stimmten unter der Voraussetzung zu, daß er täglich nur von elf bis zwei und von sechs bis acht arbeite, außerdem zwei strikte Ruhetage in der Woche einhalte. Die Vorschriften standen nur auf dem Papier. Wer auch wollte Lenin, wieder in den Kreml zurückgekehrt, Befehle erteilen? Er begann in einer Hektik wie nie zuvor. Und mit einer Brutalität wie nie zuvor. Die ganze Welt, auch Kommunisten in anderen Ländern, protestierten gegen Todesurteile, die sowjetische Gerichte gegen Konterrevolutionäre verhängten. Doch Lenin bestätigte sie, die Proteste verhallten ungehört.

Der neue Zusammenbruch Lenins deutete sich am 13. November 1922 an. Auf dem IV. Weltkongreß der Kommunistischen Internationale sprach Lenin. Sein Thema: Fünf Jahre russische Revolution und die Perspektiven der Weltrevolution. Mitten in seiner Rede ließ Lenins Kraft nach. Seine Stimme wurde schwächer, er schnappte öfters mit den Fingern, als suche er nach einem Wort. Er war schweißgebadet.

Drei Wochen später erlitt er seinen zweiten Schlaganfall. Die Forderung seiner Ärzte, strikte Ruhe einzuhalten, beantwortete er mit einem Ultimatum: Entweder erlaube man ihm, täglich für eine kurze Zeit sein Tagebuch – wie er es nannte – zu diktieren oder er werde jede weitere ärztliche Behandlung ablehnen. Doktor Semaschko überbrachte Stalin und Bucharin dieses Ultimatum. Sie befahlen Dr. Semaschko, er solle dafür garantieren, daß »Lenin täglich nicht länger als 5–10 Minuten diktiere; es dürfe aber zu keinem Briefwechsel kommen, auch Besuche seien untersagt. Weder Freunde noch Bekannte sollten Lenin Nachrichten aus dem politischen Leben übermitteln, um ihm keinen Grund zum Grübeln und für Aufregungen zu geben.« Der Gesundheitskommissar war entlassen – mit einer Aufgabe, die kaum mehr etwas mit ärztlicher Fürsorge zu tun hatte. Die Diadochen begannen, Lenin zu isolieren. Doch sie fürchteten ihn noch immer. Der Arzt sollte ihr willfähriges Werkzeug sein.

Im »Tagebuch der Sekretäre« kann man lesen:

»23. Dezember: Kurz nach 8 Uhr bestellte mich Wladimir Iljitsch zu sich und diktierte vier Minuten. Er fühlte sich schlecht. Im Nebenzimmer saß Dr. Semaschko. Bevor er zu diktieren begann, sagte er: ›Ich will Ihnen einen Brief an den Parteitag diktieren. Schreiben Sie!‹ Er diktierte rasch, aber man spürte, daß er krank ist.

24. Dezember: Wieder bestellte mich Wladimir Iljitsch für die Zeit von 6–8 Uhr zu sich. Er machte nachdrücklich darauf aufmerksam, daß das Diktierte absolut vertraulich sei. Dr. Semaschko war nicht da . . .

25. Dezember: Schreiben Sie: Nachdem Genosse Stalin Generalsekretär wurde, vereinigte er eine enorme Macht in seinen Händen. Ich bin nicht sicher, daß er es versteht, diese Macht mit der notwendigen Vorsicht zu gebrauchen . . .«

4. Januar: Schreiben Sie: Stalin ist zu grob. Ich schlage daher den Genossen vor, ein Mittel zu finden, um Stalin aus dieser Stellung zu entfernen . . .«

Es war das letzte Aufflackern eines Todkranken, der sein Haus noch bestellen wollte. In die Geschichte gingen diese Diktate ein als »Lenins Testament«.

Gesundheitskommissar Dr. Semaschko saß im Nebenzimmer, den Befehl Stalins und Buchanins im Nacken . . .

Doch Lenin diktierte auch, wenn der Gesundheitskommissar ihn nicht beaufsichtigte. Nadeshda schrieb auf, was Wladimir sagte. Irgendwelche Zuträger informierten Stalin. Es kam zu einem ausfallenden Gespräch Stalins, das er mit Nadeshda führte. Er warf ihr vor, daß sie nicht nur Wladimirs Gesundheit gefährde, sondern auch gegen klare Gesetze des Politbüros verstoße.

Es war der 6. März 1923, als Lenin davon erfuhr. Außer sich vor Zorn, erregt wie nie, diktierte er:

»An den Genossen Stalin,

streng geheim, persönlich,

Abschriften an die Genossen Kamenew und Sinowjew

Sehr geehrter Genosse Stalin,
Sie haben sich die Ungehörigkeit erlaubt, meine Frau ans
Telefon zu rufen und sie zu beleidigen. Sie erklärte sich bereit,
das Gesagte zu vergessen. Ich habe nicht die Absicht, so leicht
zu vergessen, was man mir angetan hat, und es ist selbstverständlich, daß ich das, was man meiner Frau angetan hat, als gegen
mich gerichtet betrachte. Deshalb bitte ich Sie zu erwägen,
ob Sie bereit sind, das Gesagte zurückzunehmen und sich
zu entschuldigen, oder ob Sie es vorziehen, die Beziehungen
zwischen uns abzubrechen.

Hochachtungsvoll, Lenin.«

Dieser eiskalte Brief an Stalin sollte das letzte Dokument
bleiben, das Lenin diktierte. Stalins Antwort – er entschuldigte
sich – nahm Lenin nicht mehr bewußt wahr; denn in der
Nacht zum 7. März traf ihn der dritte und schwerste Schlaganfall,
dessen Folgen er nicht mehr überwand. Was in Rußland,
was in der Welt geschah, Lenin nahm es nur wie durch
einen Schleier wahr . . .
Professor Rosanow untersuchte Lenin. Er hatte hohes Fieber,
die rechte Körperhälfte war völlig gelähmt, er konnte nicht
sprechen – es hatte sich Aphasie eingestellt. Als Gesundheitskommissar Dr. Semaschko dieses Untersuchungsergebnis erfuhr,
bestand er vor den führenden Männern des Politbüros darauf,
ausländische Spezialisten nach Moskau zu berufen, die Lenin
untersuchen sollten. Denn immer noch fehlte eine klare Diagnose. Man gab Semaschko die Erlaubnis. Nachdem man fast
sicher war, daß Lenin nie wieder aktiv in die Politik und die
Staatsführung eingreifen konnte, wollte man wenigstens nach
außen hin den Schein wahren, alles zu tun, um Lenins Leben
zu retten.
In der vorletzten Märzwoche waren Europas bedeutendste
Gehirnspezialisten in Moskau eingetroffen: aus Deutschland
der Psychiater Professor Oswald Bumke, der Neurologe Geheimrat Professor Strümpell, Professor Nonne aus Hamburg, die
Breslauer Professoren Oswald Foerster und Minkowski, aus
Schweden Professor Salomon Henschen. Sie sollten endgültig

Antwort auf die Frage finden: Woran leidet Wladimir Iljitsch Lenin?

Fast eine Woche untersuchten sie Lenin. Der Schwerkranke, fast Apathische, ließ alles über sich ergehen wie ein kleines Kind. Ende März glaubten sie sicher zu sein, woran Lenin litt. An einem Samstag in der letzten Märzwoche saßen sie an einem großen Konferenztisch im Kreml jenen vier Männern gegenüber, die alle nur ein Ziel hatten: Lenins Nachfolger zu werden. Es waren Trotzki, Stalin, Sinowjew und Kamenew. Der 70jährige Geheimrat Professor Strümpell erstattete im Namen aller Ärzte Bericht.

Er verneinte entschieden den Verdacht auf Paralyse. Er führte das Krankheitsbild Lenins, Kopfschmerzen, Schwindel, Sprachstörungen, Lähmungen, kurze Ohnmachten, plötzliche Schlaganfälle, auf eine Arteriosklerose des Gehirns zurück, auf Gefäßveränderungen und Gefäßverhärtung im Gehirn.

Trotzki stellte die Frage nach der Ursache. Der Geheimrat sah sie in Überanstrengung und Abnützung, außerdem möglicherweise auch in Lenins erblicher Veranlagung. Er wies darauf hin, daß auch Lenins Vater an Arteriosklerose gestorben war.

Der Frage nach der Möglichkeit einer Heilung, die wieder Trotzki stellte, wich der Geheimrat aus. Man könne nicht voraussagen, wie es weitergehen werde. Aber die Diagnose sei sicher. Und wegen der Diagnose habe man die Ärzte wohl gerufen . . .

Die Spezialisten reisten aus Moskau wieder ab, Professor Oswald Foerster blieb noch einige Wochen länger. Gesundheitskommissar Dr. Semaschko hatte ihn darum gebeten. Die Diadochen Trotzki, Lenin, Sinowjew und Kamenew bauten ihre Positionen aus.

Anfang Mai 1923 war Lenin transportfähig. Man brachte ihn nach Gorki, heimlich, nur wenige wußten es. Der Vater der Revolution verschwand von der Bühne des Weltgeschehens. Er lebte, aber er starb vor sich hin. Sein ganzer Wortschatz bestand aus wenigen Worten.

Noch einmal bäumte er sich auf, humpelte auf Krücken durchs

Zimmer, versuchte zu sprechen. Es blieb nur bei einem unverständlichen Lallen. Er hatte die Fähigkeit verloren, Worte zu artikulieren. Er wußte wohl, welches Wort er suchte, aber er konnte es nicht aussprechen. Anstatt »Revolution« brachte er nur »Rev-rev-rev-vo-vo-vo-lu« heraus.

Nadeshda half ihm, so gut sie konnte. Sie ließ ihn immer wieder die erste Silbe sagen, dann die zweite, die nächste. Wenig Erfolg. Lenin wurde seiner Sprache nicht mehr mächtig. Blieb ein hilfloses Kind. Man fuhr ihn im Rollstuhl durch den Park des Landschlößchens. Man packte ihn, als der Winter kam, in Pelze, setzte ihn in einen Schlitten. Er lebte, aber er starb noch immer vor sich hin.

Die Diadochen besuchten ihn nicht. Sie schickten Männer der zweiten Garnitur, Bucharin zum Beispiel oder Krestinski, die ihre Grüße und guten Wünsche von den Genossen Stalin und Trotzki überbrachten.

Dr. Rosanow und Dr. Semaschko kamen jeden Tag und erstatteten jeden Tag Bericht über Lenins Zustand im Politbüro. Die Nachricht, auf die man so lange gewartet hatte, kam am späten Abend des 21. Januar 1924. Sie hieß: »Lenin ist tot. Er starb um 18 Uhr 50.«

Ein fast zwölfstündiger Todeskampf war vorausgegangen. Morgens kurz vor 7 Uhr traf ihn ein erneuter schwerer Schlaganfall. Atmungsstörungen traten ein, er verfiel ins Koma. Das Fieber stieg immer höher, Krämpfe durchschüttelten seinen Körper. Abends kurz vor 7 Uhr strich Nadeshda über Wladimirs Augen, um sie für immer zu schließen . . .

Das ärztliche Gutachten verzeichnete als Todesursache ein Blutgerinnsel im Gehirn.

Lenin war tot. Sein einbalsamierter Körper lag in einem gläsernen Sarg in einem schnell erbauten Mausoleum. Ihm widerfuhr, was er nie wollte: Man machte eine Art Gott aus ihm. An den Dichter Maxim Gorki hatte er einmal geschrieben: »Wer sich mit der Konstruktion eines Gottes beschäftigt oder eine solche Konstruktion auch nur duldet, bespeit sich auf das Ärgste.« Die Aufgabe der Ärzte war noch nicht zu Ende. Zwar lagen die

Ergebnisse der Autopsie vor, die vor der Einbalsamierung vorgenommen worden war. Die Untersuchung ergab viele und ausgedehnte erweichte Flächen in der linken und teilweise in der rechten Hälfte des Gehirns. So nannte der Autopsiebericht als Krankheits- und Todesursache eine starke Verkalkung der Hirngefäße infolge zu großer geistiger Tätigkeit zusammen mit einer erblichen Veranlagung zur Arteriosklerose.

Lenins Gehirn war in seiner ganzen Substanz auf ungefähr ein Viertel des normalen Volumens der Gehirnmasse zusammengeschrumpft.

»Als wir ihn öffneten«, schrieb Dr. Rosanow, »fanden wir eine ausgedehnte Sklerose der Gefäße des Gehirns vor und nur Sklerose. Das Erstaunlichste dabei war nicht sosehr, daß die Denkfähigkeit in einem so verkalkten Gehirn intakt geblieben war, sondern daß er mit einem derartigen Gehirn überhaupt so lange leben konnte.«

Professor Foerster, der bei Lenins Tod zugegen war, stellte fest: »Seine Krankheit hat zwei Jahre gedauert. Sie kam unbemerkt und entwickelte sich allmählich. Nach einer Periode verhältnismäßiger Besserung, die Hoffnung auf Genesung weckte, brachte ein plötzlicher Anfall, der eine Stunde dauerte und die Atmungsorgane in Mitleidenschaft zog, das Ende. Lenins Krankheit hatte innere Ursachen. Sie entwickelte sich nach inneren Gesetzen, unabhängig von allen äußeren Faktoren, mit unerbittlicher Konsequenz.«

Lenins Leichnam lag im Mausoleum auf dem Platz vor dem Kreml. Zur Schau gestellt wie ein Gott, der er nie sein wollte. Aber es war ein Leichnam ohne Gehirn. Lenins Gehirn lag in einem Stearinblock eingebettet. Präzisionsmaschinen zerlegten es in 30 000 mikroskopisch winzige Schnitte. Jeder dieser Schnitte wurde gefärbt und fotokopiert.

Stalin, der den Machtkampf der Diadochen für sich entschieden hatte, wollte das Geheimnis – das Gehirn Lenins – enträtselt wissen.

Der Gesundheitskommissar berief Professor Oskar Vogt, Direktor des Kaiser-Wilhelm-Instituts in Berlin, nach Moskau und gab ihm zwei Aufträge:

In Moskau ein Staatsinstitut für Gehirnforschung aufzubauen; ein »Pantheon der Gehirne«, wie er es nannte.

Als erste Aufgabe Lenins Gehirn zu erforschen.

Am 10. November 1929, also fast sechs Jahre nach Lenins Tod, trat Professor Vogt vor das Rednerpult im »Pantheon der Gehirne«.

»Die nicht von der schweren Erkrankung betroffenen Hirngebiete Lenin enthalten in der dritten Rindenschicht Pyramidenzellen von einer sonst nie beobachteten Größe und Zahl...

Aus diesen Gründen läßt unser hirnanatomischer Befund Lenin als einen Assoziationsathleten erkennen...«

Assoziationsathlet? Nur wenige verstanden, was damit gemeint war.

Heute würde man von einem einmaligen IQ sprechen.

Stalin hatte erreicht, was er wollte: Anerkannte Mediziner bestätigten nach jahrelangen Forschungen:

Lenins Intelligenz, seine Fähigkeit, Zusammenhänge blitzschnell zu begreifen, war einmalig.

Der Nachfolger sonnte sich im Glanz des Vorgängers.

Davon, daß Intelligenz auch brutal sein kann, kein Wort...

1936 erschien in der SS-Zeitung »Das Schwarze Korps« eine heftige Attacke gegen Professor Vogt, in der es heißt: »Unter dem Deckmantel der Wissenschaft hat er der Welt etwas von der Intelligenz Lenins vormachen wollen, obgleich doch Lenin nur Schweizer Käse im Kopf hatte...«

Napoleon Bonaparte

Genies, Spione, Kurpfuscher

Napoleon Bonapartes erster Leibarzt, Jean Nicolas Corvisart,
ein medizinisches Genie
Die seltsamen Absencen Napoleons, die kein Arzt behandeln konnte
Napoleons Ärzte auf St. Helena: B. E. O'Meara, der Spion,
und Dr. Antiommarchi, der Kurpfuscher
Das Märchen von der Arsenvergiftung

Es wiederholt sich immer wieder in der Weltgeschichte seit 2000 Jahren: Die Mächtigen dieser Erde sind nicht zu beneiden, wenn ihre Zeit des Ruhmes abgelaufen ist. Die einen wurden von der aufgebrachten Menge gelyncht, die anderen begingen Selbstmord, einige wenige verdämmerten den Rest ihrer Jahre im selbstgewählten oder ihnen aufgezwungenen Exil. Drei handschriftliche Zeilen auf vergilbten Seiten eines Buches im Archiv der winzigen Stadt Jamestown auf der gottverlassenen Insel St. Helena – mitten im Atlantik, 1800 Kilometer von der afrikanischen Küste entfernt, 4000 Kilometer von der Küste Amerikas –, dokumentieren das Schicksal eines dieser Mächtigen:

»Sonntag, den 15. Oktober 1815, lief H. M. S. Northumberland unter der Flagge des Konteradmirals Cockburn, von England kommend, ein, mit dem General Napoleon Bonaparte und gewissen Individuen als Staatsgefangenen an Bord.«

Für das Ende dieses Mächtigen genügte dem Chronisten in dem gleichen Buch eine einzige Zeile:

»Sonnabend, den 5. Mai 1821, starb General Napoleon Bonaparte.«

Wenige Tage vor seinem Tod diktierte der Verbannte Napoleon seinem Generaladjutanten Graf Bertrand:

»Ich sterbe vor der Zeit; ermordet von der englischen Oligarchie und ihrem gedungenen Mörder.«

Wenige Stunden nach Napoleons Tod begann sein letzter Leibarzt, der knapp dreißigjährige Korse Francesco Antiommarchi, mit der Sektion des einstigen Herrschers über Europa.

Napoleon haßte Antiommarchi wie all die anderen Ärzte, die ihm auf St. Helena zugewiesen worden waren; denn die großen, berühmten Leibärzte, die ihn behandelt hatten, als sein Ruhm ganz Europa überstrahlte, fanden alle irgendeine Ausrede – der Kaiser, der abgedankt hatte, interessierte sie nicht mehr.

So war Napoleon ohne Arzt, als er am 15. Juli 1815 an Bord des englischen Kriegsschiffes »Bellerophon« im französischen Hafen von Rochefort ging – einem ungewissen Schicksal entgegen, Gefangener der Engländer. Wohin würden sie ihn bringen? An Bord der »Bellerophon« gab es nur einen Menschen, mit dem er sich unterhielt, den Chirurg und Schiffsarzt Barry Edward O'Meara, 33 Jahre alt.

In seinen Memoiren schreibt O'Meara:

»An dem Tag, an welchem Napoleon zuerst an Bord der ›Bellerophon‹ kam, redete er mich nach einem Gang um das Schiff an und fragte mich, ob ich der Chirurgiemajor wäre. Ich bejahte es in italienischer Sprache. Worauf er mich in derselben fragte, was für ein Landsmann ich wäre. Ich erwiderte: ›Ein Irländer.‹

›Wo studierten Sie?‹

›In Dublin und London.‹

›Welches von beiden ist die beste Arzneischule?‹

Ich antwortete, daß ich Dublin für die beste anatomische und London für die beste chirurgische hielte.

›Oh‹, sagte er lächelnd, ›Dublin ist die beste anatomische Schule, weil Sie Irländer sind.‹

Ich bat um Verzeihung und sagte, daß es die Wahrheit wäre.

›Warum?‹ fragte er.

Ich erklärte ihm, daß ein Arzt sich in Dublin die Gegenstände für eine Sektion eines Leichnams für den vierten Teil von dem kaufen könne, was sie in London kosten, und daß die Professoren gleich gut wären.

Er lächelte.

Einige Tage später fragte mich der Herzog von Rovigo, ob ich willens wäre, Napoleon als Wundarzt nach St. Helena zu begleiten. Ich versetzte, daß ich nichts dagegen hätte, wenn die britische Regierung und mein Kapitän es mir erlaubten – und überdies unter gewissen Bedingungen. Kapitän Maitland riet mir, das Anerbieten anzunehmen. Einige Tage später rief mich Admiral Lord Keith zu sich und riet mir das gleiche. Er drückte dabei die Überzeugung aus, daß ich mir die britische Regierung dadurch verpflichten würde, da sie immer noch befürchtete, daß Napoleon von einem Wundarzt seiner eigenen Wahl begleitet würde. Übrigens wäre das Amt vollkommen mit meiner Ehre und meinen Pflichten, die ich England gegenüber hätte, im Einverständnisse.

Erfreut, daß meine Bereitschaft gebilligt wurde, nahm ich die

Stelle an und begab mich an Bord der ›Northumberland‹, betonte jedoch in meinem Briefe an den Admiral, daß ich immer als britischer Offizier und auf der Liste der Wundärzte mit vollem Gehalt zu betrachten sei und daß es mir freistehe, einen so besonderen Dienst zu verlassen, sollte ich ihn nicht mit meinen Wünschen übereinstimmend finden.«

Damals, als O'Meara sich entschied, Napoleons Wundarzt zu werden, ahnte er nicht, was man von ihm verlangen würde. Nicht nur Napoleons Arzt sollte er sein, sondern eine Art Geheimagent, der alles, was Napoleon mit seinen Vertrauten besprach und plante, minuziös weitergeben sollte. Ein Leibarzt als eine Art von Spion . . .

Schicksal eines Entmachteten, eines Verbannten, vergangen die Zeiten, da sich die medizinischen Genies drängten, Leibarzt des mächtigsten Mannes Frankreichs und Europas zu sein . . .

Jean Nicolas Corvisart zum Beispiel.

Napoleon, damals noch erster Konsul, wurde für ihn zum Idol, als er im sogenannten Code Napoleon im Jahre 1803 strenge Vorschriften erließ, die dem damals üblichen Kurpfuschertum den Kampf ansagten. Nun durfte sich nicht jeder als Arzt bezeichnen, der vielleicht nur einen Abszeß öffnen konnte. Napoleons Medizinalgesetze bestimmten, daß nur Doktoren der Medizin, Doktoren der Chirurgie und die sogenannten Gesundheitsbeamten die Heilkunde ausüben durften. Wer Arzt in Zukunft sein wollte, mußte ein vierjähriges Studium an einer der staatlichen Medizinschulen in Paris, Straßburg, Montpellier oder Turin nachweisen, Prüfungen in fünf Fächern ablegen und eine Doktorarbeit in französischer oder italienischer Sprache verfassen.

Verwunderliche Vorschriften – nicht aus der heutigen Sicht gesehen. Damals fast eine Revolution – und nicht ausgelöst von einem der »Sonnenkönige«, sondern vom Sohn einer einfachen korsischen Familie aus Ajaccio.

Corvisant ist nicht das erste und nicht das letzte Beispiel dafür, wie leicht Genies zu Parteigängern von Diktatoren werden können. Nicht weil sie die Diktatoren lieben, sondern deswegen, weil die Diktatoren – ohne daß die Genies es ahnen – deren Ruhm brauchen, um zu einer Art von Göttern zu werden. Wenn es heute den Begriff der »inneren Medizin« gibt, Corvisant war ihr bahnbrechender Pionier.

»Das Ziel der praktischen Medizin«, so sagte er in einer Vorlesung vor den Studenten der Ecole de Médecine in Paris, »sei nicht, bei der Sektion eines Toten in steriler Neugier nach seltenen Befunden zu suchen, sondern die Krankheiten an sicheren Symptomen zu erkennen. Je gründlicher die Ärzte Anatomie studieren, desto häufiger werden sie dann durch genaue Beobachtungen unter den Krankheiten eine große Anzahl organischer Schädigungen erkennen und mit Sicherheit feststellen.«

Er war ein Arzt mit einer Art sechstem Sinn für eine Diagnose, von dem einer seiner Schüler, der berühmte Naturforscher Georges Cuvier, behauptete:

»Corvisart hat im Spital bei Kranken, selbst wenn er noch etliche Betten von ihnen entfernt war, stets die richtige Diagnose gestellt.«

Dies mag bestimmt übertrieben sein, er selber hat sich dessen auch nie gerühmt. Aber um die Diagnose kreisten alle seine Überlegungen, seine medizinischen Vorlesungen. Seinen Schülern versuchte er eindringlich zu beweisen, daß falsche Diagnosen am Krankenbett vor allem durch mangelhafte physiologische Kenntnisse und durch ungenaue Beobachtung der Kranken zustande kommen.

»Man muß den lebenden Menschen, diese erstaunliche Maschine, unaufhörlich studieren, die Lebensfunktionen im gesunden Zustand mit jenen des kranken Körpers vergleichen und den Patienten als ein bewegliches Gemälde ansehen, das heißt also: jeder kleinsten Veränderung gerecht werden.«

Vom theoretischen Buchwissen hielt er nicht viel. Nicht ohne Grund führte er seine Studenten, die sich zum Medizinstudium neu angemeldet hatten, vor der ersten Vorlesung in einen Krankensaal und zeigte auf die Patienten:

»Hier sind die Bücher, die ihr braucht!«

Gegen den erbitterten Widerstand kirchlicher Kreise, aber auch mancher Kollegen, setzte er es durch, daß jeder Patient, der in der Pariser Charité gestorben war, seziert wurde. Denn nur das Sektionsprotokoll konnte beweisen, ob die gestellte Krankheitsdiagnose richtig oder falsch war.

Bei einer dieser Sektionen – kurz bevor Napoleon ihn zu seinem Leibarzt berief – verletzte sich Corvisart. In der damaligen Zeit bedeutete dies tödliche Blutvergiftung. Man kannte noch kein Mittel gegen die Sepsis. Mit stoischer Ruhe, die Uhr in der Hand, wartete Corvisart auf den Schüttelfrost, das erste Anzeichen des unausweichlich nahenden Todes. Doch wie durch ein Wunder blieb der Schüttelfrost aus – und Corvisart am Leben.

Ein solcher Arzt, der nicht nur berühmt war, sondern auch solchen Mut und solche Kaltblütigkeit besaß, mit der Uhr in der Hand auf das Herannahen des Todes zu warten, mußte einen Napoleon faszinieren. Ruhm zu Ruhm, Mut zu Mut, Kaltblütigkeit zu Kaltblütigkeit, der Mediziner und der Kaiser paßten zueinander.

Als Leibarzt fand Corvisart dem schwierig zu behandelnden Kaiser gegenüber immer den richtigen Ton. Napoleon aber, der rasches Handeln liebte und komplizierte Heilmaßnahmen haßte, vertraute dem schnell entschlossenen Corvisart.

»Ich glaube nicht an die Medizin«, sagte er einmal, »aber ich glaube an Corvisart.«

Das enge Verhältnis zwischen Corvisart und dem Kaiser kennzeichnete auch der große französische Chirurg Larrey in seiner Grabrede, die er im September 1821 auf Corvisart hielt: »Der Scharfblick, die Richtigkeit seiner Beobachtungen, die Präzision und Raschheit des Urteils, die Corvisart auszeichneten, mußten dem Kaiser zusagen, der, weil er unaufhörlich mit gigantischen Plänen beschäftigt war, in der Unterhaltung meist nur Fragen stellte und lebendige, rasche, brüske und sprunghafte Einfälle bevorzugte.«

Mit Feuer und Schwert erzwang Napoleon ein neues Europa. Äußerlich zwar ein Zwerg, nur 1,51 Meter groß, aber innerlich ein Mensch, der brannte. Seine Pathographie liest sich wie ein Horror-Report:

»Aktivität, Beweglichkeit, innere Unruhe im Blut, Ehrgeiz, gesteigert zur Machtgier. Die innere maßlose Spannung überschlug sich in ungeduldiger Reizbarkeit, heftigsten Zornesausbrüchen, Wutanfällen, neurotischen Krämpfen, Weinkrämpfen und notorischer Zerstörungssucht.«

Genie und Satan in einer zwerghaften Körperhülle. Mit 26 Jahren General, durch einen Staatsstreich mit 30 Jahren erster Konsul, mit 34 Kaiser, der zwar den Papst nach Paris kommandierte, die Krone sich aber selber aufs Haupt setzte. Mit 46 ausgebrannt, davongejagt, verbannt.

Zwanzig Jahre, von den Namen zahlloser Schlachtfelder geprägt, Schlachtfelder in ganz Europa, bis vor Moskaus Tore und bis zu Ägyptens Pyramiden. Zwanzig Jahre, in denen Napoleon mehr in Biwaks und Zelten hauste als in den prunkvollen Schlössern der Sonnenkönige.

Für einen solchen Mann sind Chirurgen wichtiger als Doktoren der »inneren Medizin«. Auch wenn er sie weniger schätzte als einen Arzt wie Corvisant. Aber auch Generäle waren – wenigstens damals – nicht weniger in Gefahr als die Soldaten; denn ihr Platz war vorne, mußte weit vorne sein, wenn sie den Überblick behalten wollten, um schnelle Entscheidungen treffen zu können. Zwei Leibchirurgen begleiteten Napoleon diese blutigen zwanzig Jahre hindurch auf allen seinen Schlachfeldern, jenen der zunächst endlosen Siege und jenen der wenigen, aber entscheidenden Niederlagen.

Der erste Chirurg Alexis Boyer hatte sich aus kleinsten Anfängen emporgearbeitet. Seine medizinische Laufbahn begann, wie damals so oft, in einer schlichten und einfachen Barbierstube. Aber er hatte Ehrgeiz, Wissensdurst und Talent. Es gelang ihm, Student in der Pariser Charité zu werden und die chirurgischen Examina abzulegen. Und schon im Jahre 1801 wurde er, 43 Jahre alt, Professor für klinische Chirurgie an der Ecole de Santé, der »Gesundheitsschule«. Er war aber mehr ein Wissenschaftler als ein Mann der blutigen chirurgischen Praxis auf den Schlachtfeldern. Mit Akribie und Eifer sammelte er Material über die chirurgischen Methoden aller Gebiete und aller Chirurgenschulen. In elf Bänden trug er das gesamte chirurgische Wissen seiner Zeit zusammen.

Napoleons zweiter Leibchirurg, Alexandre Urbain Yvan, war mehr ein Mann der Praxis. Seine Doktorarbeit hatte er 1805 über »Die Gliederamputationen nach Schußverletzungen« geschrieben, auf den Schlachtfeldern operierte er geschickt und schnell – und dies war für Napoleon der wichtigste Grund, Yvan zu vertrauen, ihn immer an seiner Seite zu haben – für den Fall, der auch ihn jeden Tag vor die Notwendigkeit stellen konnte, sich dem Messer des Chirurgen anzuvertrauen. »Er amputiert nicht gleich«, sagte Napoleon von ihm einmal, »er überlegt wenigstens, ob er glaubt, ein Glied noch erhalten zu können.«

Der strahlende Stern seiner Leibchirurgen aber war Jean Larrey, der Chefchirurg der französischen Armee. Nicht deswegen, weil er jemals Napoleon selber behandeln mußte – nur deshalb, weil er der Reformator des Sanitätswesens in den napoleonischen Heeren war.

Er setzte eine Vorschrift außer Kraft, die bestimmte, daß Lazarette mindestens zwei Kilometer hinter der Front liegen mußten. Die Verwundeten mußten also meist 24 bis 36 Stunden unversorgt auf dem Schlachtfeld liegen, ehe sie – immer nur nach dem Ende einer Schlacht – zum Lazarett abtransportiert werden konnten. Die meisten verbluteten in dieser Wartezeit. Larrey konstruierte neuartige Krankenbahren und Krankenwagen, richtete eine Art von »fliegenden Feldlazaretten« ein, um verwundete Soldaten auch während der Schlacht abtransportieren zu können.

Seuchen wie Typhus und Pest dezimierten Napoleons Armeen oft mehr als feindliche Kanonen und Gewehre. Larrey war sich der Ansteckungsgefahren bewußt und erließ völlig neue und strenge Anweisungen:

Er schrieb für Ärzte und Pfleger eine Kleidung aus Wachstuch oder gummierten Taft vor und – wenn dies nicht möglich war – feste Leinenstoffe, die durch Essigwasser gezogen werden mußten. An den Füßen mußten sie Sandalen oder Holzschuhe tragen, die mit Terpentin überfirnißt waren. Gesicht und Hände waren so oft wie möglich mit Essigwasser zu waschen. Ärzte und Pfleger mußten Masken aus in Essig getränktem Leinen tragen. Sie sollten, bevor sie zu den Kranken gingen, Kaffee, Wein oder Likör trinken und bei der Behandlung etwas Zimt oder Chinarinde im Munde behalten. Alte Verbände waren sofort zu verbrennen. Vor dem Verlassen des Hospitals mußten Ärzte und Pfleger Kleidung und Wäsche vollständig wechseln und die der Luft ausgesetzten Körperteile mit Essigwasser waschen. Die Haare waren möglichst kurz zu tragen, von heißen Bädern und geheizten Wohnungen riet Larrey ab, weil die Wärme die Poren für die Miasmen aufnahmefähig mache.

Auch wenn Larrey als »Wunderchirurg« galt – in zwei Fällen rühmte er sich, Amputationen aus dem Hüftgelenk heraus in 15 Sekunden durchgeführt zu haben –, so sah Napoleon mit Recht in ihm einen Arzt, der durch seine Maßnahmen in der Seuchenbekämpfung seine Armeen vor einem fast totalen Ausbluten bewahrte. Napoleon dankte es ihm, er erhob ihn in den Grafenstand – wie auch Corvisart.

Sauerbruch nannte ihn einen Arzt, wie es ihn alle 500 Jahre nur einmal gibt.

Napoleon und seine Leibärzte:

Wie krank war Napoleon? War er überhaupt krank in jenen zwanzig Jahren, von 1795, als er mit 26 Jahren Frankreichs jüngster General wurde, bis 1815, als die britische Fregatte »Northumberland« ihn in die Verbannung nach St. Helena brachte? Oder begann Napoleons wirkliche Krankheit erst auf der gottverlassenen Insel im Atlantik?

Napoleon selber litt jahrelang unter einem Trauma, es hieß Krebs. Genauer gesagt: Magenkrebs. Sein Vater starb, kaum 30 Jahre alt, an Magenkrebs. Napoleons Schwester Maria Pauline genauso wie seine andere Schwester Annunciata.

»Ich trage in meinem Innern den Keim eines frühzeitigen Todes und werde an derselben Krankheit wie mein Vater sterben«, sagte er einmal zu Corvisart – noch im Glanz der Macht, der Kraft und der Herrlichkeit.

Krankheiten oder krankhafte Veranlagungen haben oft ihre Wurzeln in der frühesten Kindheit eines Menschen. Napoleon war ein rachitisches Kind, unterernährt, sein Teint hatte eine ungesunde gelbe Farbe. In der Kadettenschule von Brienne, in die seine Eltern Napoleon mit zehn Jahren gaben, um zu Hause in Ajaccio einen Esser weniger zu haben, leidet er häufig unter Erbrechen und Magenbeschwerden. Die strenge spartanische Erziehung mit unmenschlich harten Strafen für jedes kleine Vergehen führt bei Napoleon zu Nervenanfällen, oft zur Ohnmacht. Als seine Mutter Letitia ihn eines Tages in Brienne besucht, Napoleon ist 13 Jahre, erkennt sie ihren Sohn kaum wieder, so mager ist er.

Später, auf der Kadettenschule von Auxonne, als angehender Leutnant der Artillerie, schickt er den größten Teil seines winzigen Solds nach Hause und lebt, nach einem von ihm erdachten »animalischen und vegetabilischen Prinzip«, wie er es später einmal nannte, ausschließlich von Milch und Brot, ab und zu noch zusätzlich von Maisbrei.

Aus den Porträts des jungen Napoleon glaubte der französische Arzt Thooris auch noch eine frühzeitige Störung der Schilddrüsen- und Hypophysenfunktion herauslesen zu können: »Das spitze, vorspringende Kinn, die eingezogene Unterlippe, der fieberhafte Glanz der Augen, die heftigen, brüsken Bewegungen, seine Zuckungen sind eindeutige Zeichen für solche Störungen.« Ein anderer französischer Arzt, R. Brice, stellte fest: »Napoleon hat nie aufgehört, ein Kranker zu sein, aber ein Kranker, der versuchte, seine Krankheit zu vergessen, und der die Gebrechen seines Körpers verachten wollte.«

So sprach alles dagegen, daß dieser gebrechliche, magere und anfällige Napoleon es weiter bringen könnte als vielleicht bis zum Major. Wenn nicht dieser unbändige Wille gewesen wäre, Ehrgeiz und Stolz. Der Wille zum Leben, der Ehrgeiz zur Karriere.

Seinem Kammerherrn Las Cases diktierte er auf St. Helena: »Einmal, in Saint Cloude, wurde ich aus meinem Wagen geschleudert, ein Grenzstein drückte mir fast den Magen ein. Ich fühlte, wie das Leben mich verließ. Ich hatte gerade noch Zeit, mir zu sagen, daß ich nicht sterben wollte – und ich lebte. Jeder andere wäre an meiner Stelle gestorben.«

Sein Wille blieb stärker als jede Krankheit – und es wurden

derer nicht weniger, sondern mehr: Chronische Ekzeme, ständiger Husten, Fieberanfälle, Harnbeschwerden, Darmstörungen, Malaria-Anfälle. Er redete sich selber ein, eine eiserne Gesundheit zu haben, und er wurde nicht müde, es nach außen hin zu demonstrieren. In seiner Pose, der typischen Napoleonpose, vor dem Spiegel einstudiert. Sie sollte alle vergessen lassen, wie anfällig der korsische Zwerg mit seinen 1,51 Metern in Wirklichkeit war.

Der Stern Napoleon strahlte: Mit 28 Jahren Diktator von Frankreich, mit 35 Kaiser, mit 38, nach dem Frieden von Tilsit, unumschränkter Herrscher über fast ganz Europa.

Seine Privatsekretäre und Kammerdiener erlebten allerdings einen anderen Napoleon, Fauvlet de Bourienne zum Beispiel, der später schrieb:

»Mitten im Diktieren stöhnte Napoleon plötzlich auf: ›Comme je souffre‹ – wie ich leide –. Er lehnte sich gegen den Tisch, riß sich die Weste auf und preßte seine Hand an die rechte Seite. Seine Schmerzen schienen unerträglich zu sein.«

Kein Fall für seine Leibchirurgen. Corvisart, der Facharzt für innere Medizin, kann Linderung verschaffen, mit Medikamenten, mit Pflastern. Napoleon hat seine eigene Medizin. Er versucht die Schmerzen durch Gewaltmittel zu vergessen, unternimmt wilde Ritte ohne Pause über Strecken von sechzig Meilen, geht stundenlang auf die Jagd, zwingt seinen Körper zu Höchstleistungen. Und es schien fast ein Wunder zu geschehen. Die Herzogin von Abrantés, eine seiner Hofdamen, schrieb in ihren Erinnerungen über Napoleons äußere Wandlung:

»Alles, was bei ihm bisher knochig, ja gelb und krankhaft war, hat sich gerundet, aufgehellt und verschönt.«

Ein medizinisches Phänomen, dieser Napoleon? Ein Rätsel auch für seine Ärzte? Wo nahm er die Kraft zu allem her, er, dessen Herz nur achtundvierzigmal in der Minute schlug? Das Unerklärlichste für Corvisart aber war Napoleons Fähigkeit, aus intensivster geistiger oder körperlicher Anstrengung von einer Sekunde zur anderen in tiefen Schlaf zu verfallen, oft nur für eine halbe Stunde, und dann wieder zu erwachen und wieder voll da zu sein. War es wirklich Schlaf oder nur totale Geistesabwesenheit oder eine Art Wachtraum?

Sein Marschall Mamont schrieb darüber den Satz: »Gleicht er nicht einem Menschen, den eine unüberwindliche Macht wie einen Blinden an der Hand führt?«

Die Mediziner von heute, die mehr über die Funktion des Gehirns wissen, können diese plötzlichen geistigen Absencen besser deuten. Die Neurologen von heute würden die Diagnose stellen: Narkolepsie.

Mit anderen Worten: Abnutzung des Gehirns, vor allem jenes Teils, in dem über Wachen und Schlafen entschieden wird. Dr. Gerhard Venzmer erklärt es so: »In diesem in der Tiefe des Gehirns untergebrachten Organ, Hypothalamus genannt und dicht oberhalb der Hypophyse gelegen, das übrigens auch die übergeordneten Zentren für das Wirken der Hormone birgt, sucht die moderne Hirnphysiologie die Entstehungsorte der Affekte, des psychischen Antriebs, der Entschlußkraft und des Willens. Die Intelligenz des Menschen dagegen, seinen ›Geist‹, denken wir uns in den Rindenbezirken des Gehirns, im ›Hirnmantel‹ verkörpert. In diesem Zusammenhang ist es von hoher Bedeutung, daß Napoleons erstaunlicher Geist bis zum Ende auf gleicher Höhe blieb. Dagegen läßt sich in der Frische und Lebendigkeit Napoleons, in seinem Willen und seiner Entschlußkraft sowie in der Blitzesschnelle des Handelns, die bis dahin die Garanten seiner Erfolge gewesen waren, etwa vom Jahr 1809 an ein Knick erkennen.«

Erkenntnisse der Mediziner von heute. Die Mediziner von damals stellten nur fest, daß Napoleon vom Jahre 1808 an verfettete, seine Züge waren aufgeschwemmt, seine Augen verloren den lebhaften Glanz.

An Josephine, seine Gemahlin, schrieb Napoleon, auf seine Figur anspielend: »Vierzig Jahre sind eben vierzig Jahre.« Auch seinen Generalen blieb die Wandlung des Kaisers nicht verborgen. Der Kontrast zwischen dem bisher so mageren und unermüdlichen und jetzt so schnell schwerfällig gewordenen, ja verfetteten Napoleon war zu augenfällig.

Sein Chefchirurg Larrey schrieb in seinem Tagebuch:

»Derselbe, der in Ägypten mit Heiterkeit weite Wüstenmärsche ertrug und der in Spanien sogar die Spanier durch seine

Ausdauer in Verwunderung versetzte, klagt jetzt über Kälte, bleibt gern in seinem Wagen sitzen und liegt stundenlang ausgekleidet auf seinem Ruhebett.«

Feststellungen, aber Hilflosigkeit auch auf Seiten Larreys. Erst mehr als 130 Jahre später weiß man, daß die für den Stoffwechsel des menschlichen Körpers maßgeblichen Zentren ihren Sitz im Bereich des Zwischenhirns haben – in unmittelbarer Nachbarschaft des Steuerorgans für Wachen und Schlafen. Ein typisches Beispiel für eine der sich immer mehr häufenden »Absencen« Napoleons schilderte General Thiébault in seinen Memoiren. Es war kurz nach Napoleons Vermählung mit Marie-Louise, der Tochter von Franz I. von Österreich, im Jahre 1810. Im Schloß zu Compiègne hatte der Kaiser eine glanzvolle Gesellschaft aus ganz Europa geladen, Generäle und Diplomaten, Könige, Fürsten, Prinzen, Kardinäle. Das festliche Abendmahl ist zu Ende, alles begibt sich in den Salon, Napoleon als letzter.

»Als der Kaiser bis zur Mitte des Salons gekommen war«, schreibt Thiébault, »blieb er plötzlich stehen, verschränkte die Arme über der Brust, starrte auf einen etwa sechs Schritte entfernten Punkt auf dem Fußboden und verharrte in dieser Stellung, ohne sich zu rühren.

Auch alle anderen blieben stehen, umringten ihn in einem weiten Kreis und verharrten in tiefem Schweigen, ohne es auch nur zu wagen, einander anzusehen. Dann aber wechselten sie Blicke und warteten verwundert, wie das enden würde. So vergingen fünf, sechs, sieben, acht Minuten. Das Staunen wuchs. Niemand begriff, was das heißen sollte. Schließlich ging General Masséna, der in der ersten Reihe stand, leise, wie schleichend, auf ihn zu und sagte ihm etwas mit so leiser Stimme ins Ohr, daß niemand es verstand. Doch kaum hatte er dies getan, als der Kaiser, ohne den Blick zu heben und ohne sich zu rühren, mit Donnerstimme hervorstieß: ›Was geht Sie das an? – De quoi vous mèlez-vous?‹

Der eingeschüchterte Marschall, der Patriarch des Kriegsruhms, der Besieger Suwarows, der ›geliebte Sohn des Sieges‹, kehrte, in aller Ehrerbietung rückwärts gehend, auf seinen Platz zurück.

Napoleon aber stand nach wie vor da, ohne sich zu rühren. Endlich, wie aus einem Traum erwachend, hob er den Kopf. Er löste die verschränkten Arme, musterte alle mit einem prüfenden Blick, drehte sich schweigend um und ging in den Speisesaal zurück. Hier sagte er, an der Kaiserin vorübergehend, mit kalter Stimme: ›Kommen Sie!‹ und begab sich mit ihr in die inneren Gemächer. Ich sehe das alles noch wie heute, aber ich kann bis jetzt nicht begreifen, was es war.«

Die Absencen mehrten sich, Napoleons Stern begann zu sinken. Die Hirnfunktionen, geschwächt wie sie waren, weil er sie zu viele Jahre hindurch überstrapaziert hatte, konnte auch ein noch so starker Wille nicht mehr kommandieren.

Und im gleichen Augenblick wurden die körperlichen Schmerzen – so lange unterdrückt – wieder übermächtig.

Wenn er früher Schlachten zu seinen Gunsten entschieden hatte, weil er »nachsetzte«, so verlor er sie nun, weil er schlafen mußte, weil die absolute Lethargie ihn übermannte, weil die Magenkrämpfe ihn zur Verzweiflung treiben.

Einige wenige Siege noch im Jahr 1814 – es war nur ein letztes Aufflackern. Als er ahnt, daß sein kranker Körper stärker ist als sein Wille, sucht er den Tod.

Bei Arcis-sur-Aube sprengte er, von allen getreuen Generalen im Stich gelassen, nur von seinem Stab und seiner Leibschwadron gefolgt, in sechstausend angreifende Kosaken hinein und jagt sie in die Flucht. Aber die Kugel, die er bei dieser tollkühnen Reiterattacke gesucht hatte, fand er nicht.

Er mußte abdanken. Der englische Diplomat, der ihm die Abdankungsurkunde nach Fontainebleau überbrachte, damit sie Napoleon unterzeichne, gibt ein erschütterndes Bild des gestürzten Kaisers. In seinen »Souvenirs« schreibt MacDonald: »Der Kaiser saß am Kamin in einem einfachen, weißen Flanellschlafrock, die Pantoffeln an den bloßen Füßen, mit offener Brust. Er hielt die Ellbogen auf die Knie gestützt und verbarg das Gesicht in den Händen. Als ich eintrat, rührte er sich nicht, obwohl man mich mit lauter Stimme gemeldet hatte. Er war tief eingeschlafen.«

Jetzt, da sein Stern erloschen, wird jedem offenbar, daß Napoleon ein kranker Mann ist.

Das letzte Aufbäumen in den Tagen der Verbannung auf der Insel Elba ist nur eine Trotzreaktion. Und der Aufbruch mit rund 1000 Getreuen zum Marsch auf Paris nur ein Zwischenspiel, das 100 Tage währt.

Er schien selber nicht mehr an sich zu glauben, als er noch einmal auf seine Sterne, sein Glück, auf die Kraft seines Willens setzte.

»Ist man so dick wie ich, wenn man von Ehrgeiz gepeitscht wird?« sagte er seinem Chefchirurgen Larrey nach der Landung an der französischen Küste bei Juan-les-Pins.

Hundert Tage später brachte ihn das englische Kriegsschiff »Northumberland« nach St. Helena.

Keiner seiner Leibärzte wollte mit ihm in die Verbannung gehen.

Unbekannte Ärzte wurden seine Begleiter in den sechs Jahren voll von Demütigungen, Krankheiten und der Angst, vergiftet zu werden ...

Es waren keine neuen Krankheiten. Es waren die, an denen er immer schon gelitten hatte.

Nun, da sein Wille gebrochen war, brachen sie wieder auf ...

Als Napoleon auf der Felseninsel St. Helena eintraf, war sie berüchtigt wegen ihres ungesunden Klimas. Der ungesundeste Teil war das Plateau von Longwood. Auf ihm stand das Farmhaus, das Napoleon als Wohnstätte zugewiesen wurde. Hier wechselten Regengüsse, Nebel, Wind und Feuchtigkeit rasch mit glühender Tropenhitze. Trotz des Windes wurde der Sumpfboden nie trocken. Feucht waren die Zimmer, Ratten trieben ihr Unwesen. In manchen Nächten erschlugen Napoleons Diener of zwanzig Tiere und mehr. Der Gouverneur der Insel, Sir Hudson Lowe, ständig in Furcht, Napoleon könnte ein zweites Mal – wie auf Elba – entweichen, hatte strengste Sicherheitsmaßnahmen angeordnet. 1500 englische Soldaten waren auf der Insel stationiert. Ständig wurde das Farmhaus bewacht, tagsüber von 125 Posten, nachts von 72. Im kleinen Hafen von Jamestown lagen Kriegsschiffe vor Anker. Zu Las Cases, dem Napoleon während der Jahre auf St. Helena seine Erinnerungen diktierte, sagte er einmal über Sir Lowe: »Sie haben mir einen geschickt, der nicht nur mein Kerkermeister ist. Sir Lowe ist mein Henker.«

Das ungünstige Klima und die entehrende Behandlung durch den Gouverneur verschlimmerten die Magenschleimhautentzündung, an der Napoleon schon seit seiner Jugend gelitten hatte. Sie ging in ein Magengeschwür über. Die Amöbenruhr, die im Jahr 1816 auf St. Helena ausbrach, führte bei Napoleon zu einem schweren Leberzusammenbruch.

Die Ärzte, die dem Verbannten zugewiesen worden waren, konnten wenig dagegen tun.

Dr. O'Meara, der Napoleon in den ersten vier Jahren seiner Verbannung betreute, führte zwar gewissenhaft Tagebuch über alle Krankheitserscheinungen, aber eine wirksame Therapie ging über sein ärztliches Können. Als einfacher Wundarzt bei der englischen Marine war er bei allen inneren Krankheiten überfordert. Seine Versuche, mit Friktionen, Seewasserbädern und Blaupillen, die sehr hohe Dosen von Kalomel enthielten, Napoleons Schmerzen zu lindern, blieben erfolglos.

Für den Gouverneur war Dr. O'Meara nur der Mann, der ihm jeden Tag Bericht erstatten mußte, was Napoleon mit seinen Vertrauten besprach, die mit ihm nach St. Helena gekommen waren. Und der Eid des Offiziers galt dem Arzt mehr als der Eid des Hippokrates. Als Sir Lowe nach 5 Jahren vermutete, O'Meara sei nicht mehr zuverlässig genug, entband er ihn von einer Stunde zur anderen von seiner Funktion als Arzt Napoleons. In seinem Tagebuch veröffentlichte O'Meara das Entlassungsschreiben:

»Plantation House, 25. Juli 1818.

Sir,

Generalleutnant Sir Hudson Lowe befiehlt mir, Ihnen mitzuteilen, Sie Ihres Amtes bei General Bonaparte zu entheben und Ihnen alle weiteren Zusammenkünfte mit den Bewohnern von Longwood zu verbieten. Infolgedessen müssen Sie Longwood sofort nach Erhalt dieses Briefes verlassen, ohne noch irgendwelche weiteren Beziehungen zu den hier wohnenden Personen zu unterhalten.

Edward Wynyard, Oberstleutnant.«

Später lichtete sich das Geheimnis um O'Meara mehr und mehr. Seine Rolle als dreifacher Spion – wenn das Wort hier angebracht ist – stellte sich heraus: Die englische Regierung wollte von ihm direkte Berichte über Napoleon und den Gouverneur. Er lieferte sie. Der Gouverneur wollte von ihm alles wissen, was auf Longwood gesprochen wurde und vor sich ging. Er erfuhr alles. Und auch Napoleon bat ihn, ihn über alles zu informieren, was in Europa vorging. O'Meara informierte. Für die Regierung und den Gouverneur zwang ihn der militärische Befehl dazu. Für Napoleon dagegen war er ein »Spion aus Freundschaft«.

Beweis hierfür ist ein Schreiben, das O'Meara unmittelbar nach seiner Rückkehr nach England an die Admiralität richtete: »Ich bin der Meinung, daß das Leben Napoleons gefährdet ist, wenn sein Aufenthalt in einem Klima wie demjenigen von St. Helena verlängert wird, um so mehr, wenn die unangenehme Seite dieses Aufenthalts noch durch die ständigen Schikanen und Belästigungen erschwert wird, denen er bisher ausgesetzt war.«

Über ein Jahr blieb Napoleon ohne Arzt. Wenn der Gouverneur Nachricht erhielt, daß das Befinden des Verbannten das Schlimmste befürchten lasse, beorderte er irgendeinen der Marine-Ärzte nach Longwood.

Nun bemühte sich Napoleons Familie um einen neuen Leibarzt für den Verbannten. Ihre Wahl fiel auf den erst 30 Jahre alten Chirurgen Francesco Antiommarchi, einen Korsen wie Napoleon. Der Vorschlag war von Napoleons Onkel, dem Kardinal Fesch, gemacht worden – unter der irrigen Annahme, der einstige Kaiser sei gar nicht krank und brauche daher nur der Form halber einen Arzt.

Das Verhältnis zwischen Napoleon und seinem neuen Leibarzt war von Anfang an getrübt. Denn als er im September 1819 auf St. Helena eintraf, machte er zuerst dem Gouverneur Sir Lowe seine Aufwartung. Kein Wunder, daß Napoleon ihn drei Tage warten ließ, ehe er ihn empfing. Kein Wunder, daß es nie zu einem echten Vertrauen Napoleons zu seinem Arzt kam.

»Ich würde ihm eher mein Pferd zum Sezieren anvertrauern als meinen eigenen Fuß«, sagte er einmal.

Die Gerüchte wollten nicht verstummen, daß Antiommarchi nur ein »korsischer Barbier« sei, aber kein Vollmediziner. Erst hundert Jahre später wußte man, daß er tatsächlich zum Dr. med. promoviert und seine Doktordissertation über den grauen Star geschrieben hatte.

Am 23. September 1819 untersuchte Antiommarchi Napoleon und stellte fest:

»Ich begab mich zum Kaiser. Sein Gehör war schwach, sein Gesicht zeigte erdige, die Augen hatten eine bleierne Farbe, die Bindehaut war gelb und rötlich, der ganze Körper stark aufgedunsen und die Haut sehr blaß. Die Nasenlöcher waren verstopft, die Speichelabsonderung stark, der Unterleib gespannt. Der Puls schwach, aber regelmäßig, mit 60 Schlägen in der Minute. Ich fand, daß der linke Leberlappen wie verhärtet war und beim Druck sehr schmerzte. Sein Atmen wurde beschwerlicher, wenn man senkrecht auf die Herzgrube drückte.«

Antiommarchi verordnete dem Kaiser vor allem Leibesübungen, riet ihm zu reiten, regte ihn zur Gärtnerei an. Er verschrieb ihm gegen die Leberschmerzen Opium und Salmiak, heiße Schwefelbäder, gelegentlich auch Blasenpflaster. Er schnitt die Pflasterränder so ungeschickt ab, daß der Ex-Kaiser großes Unbehagen verspürte und zu Antiommarchi sagte:

»Sie sind ein Ignorant, und ich noch ein größerer, daß ich mir das habe antun lassen.«

Vorübergehend trat in Napoleons Befinden eine leichte Besserung ein.

Plötzlich aber, im August 1820, verschlimmerte sich Napoleons Zustand. Er ritt nicht mehr aus, er machte nur noch selten kurze Spaziergänge. Die Schmerzen in der Leber- und Darmgegend wurden unerträglich. Doch wenn Napoleon nach Antiommarchi verlangte, war der Arzt nicht zu finden. Er ritt durch die Insel oder vergnügte sich mit den englischen Offizieren in Jamestown.

»Der geringste Kranke im Armenhaus wird nicht so vernachlässigt wie ich«, sagte er damals.

Monate der Qualen für Napoleon, ein hilfloser Arzt an seiner Seite. In seiner Verzweiflung alarmierte Antiommarchi einen anderen englischen Militärarzt, Dr. Archibald Arnott. Es war der 1. April 1821. Und Dr. Arnott verabreichte Napoleon die riesige Menge von 0,6 Gramm Kalomel – eine Quecksilber-Chlorid-Verbindung, ein damals häufig verwendetes Abführmittel. Heute weiß man, daß eine solche übergroße Dosis bei Leber-erkrankungen tödlich wirken muß.

Napoleon dämmerte dahin, hatte ab und an einige lichte Momente. Strich in seinem Testament den Namen Antiommarchi aus, den er mit 200 000 Francs bedacht hatte.

Die letzte Eintragung in Antiommarchis Tagebuch stammt vom 5. Mai 1821:

»... 11 Uhr vormittags. Ich benetze dem Sterbenden fort-während die Lippen und den Mund mit frischem Wasser, dem ein wenig Zucker und Orangenblütensaft beigemischt ist. Aber die Speiseröhre ist fest verschlossen. Er kann nichts mehr hinunter-schlucken. Die Atmung ist von Schluchzen unterbrochen und von einer starken Bewegung der Bauchmuskeln begleitet. Die Augenlider bleiben starr, die Augen verdrehen sich nach oben. Der Puls setzt aus und belebt sich von neuem ...

... Es ist elf Minuten vor sechs Uhr. Napoleon ist seinem Ende nahe. Seine Lippen bedecken sich mit einem leichten Schaum. Er hat aufgehört zu sein ...

So vergeht der Ruhm ...«

Das Gerücht, Napoleon sei an Arsenvergiftung gestorben, also ermordet worden, ist längst nicht mehr haltbar.

Für alle Wissenschaftler steht heute fest: Napoleon litt an zwei verschiedenen, aufeinanderfolgenden Krankheiten: eine heilbare, die Hepatitis – Leberentzündung – und eine unheilbare, die Magenerkrankung.

Was immer man von Napoleons letzten beiden Leibärzten halten mag, von O'Meara und Antiommarchi, eines steht fest: Bei dem damaligen Wissensstand der Medizin konnten sie diese Erkrankungen nicht diagnostizieren.

Napoleons Schicksal war also besiegelt. Zu seiner Zeit hätte ihm niemand helfen können – auch nicht die berühmteren Ärzte wie Corvisart oder Larrey.

In diesem Sinne gesehen ist der strenge Kerkermeister Napoleons Sir Hudson Lowes schuldiger als jeder Arzt.

Evita Perón

Evita darf nicht sterben

*Professor Dr. Ricardo Finochietto stellt eine hoffnungslose Diagnose
Evita Perón, der »Engel der Armen«, darf nicht sterben
Dr. Georges Pack, Krebsspezialist aus New York,
wagt eine sinnlose Operation
Das makabre Ende nach sechs Monaten Qual
In welchem Sarg liegt die tote Evita?
Die Ohnmacht der Ärzte vor den Befehlen eines Diktators
Der Tod läßt sich nicht manipulieren*

Alles, was hier berichtet wird, ist makaber, von der ersten bis zur letzten Zeile. Man sage aber nicht, daß so etwas nur in einem Staat wie Argentinien möglich sei. Es wäre überheblich zu behaupten, daß sich anderswo Ärzte, renommierte Ärzte, international anerkannte Koryphäen der Medizin nicht genauso zum Spielball eines Diktators und seiner Vasallen, die nur an die Macht denken, benützen ließen.

Der Fall, um den es geht, kann aus medizinischer Sicht mit wenigen Sätzen umrissen werden. Da ist eine junge, schöne Frau, 32 Jahre alt. Eine Untersuchung ergibt die hoffnungslose Diagnose: Unterleibskrebs im fortgeschrittenen Stadium. Sinnlos, zu operieren. Die Wochen, vielleicht einige wenige Monate, die diese Frau noch zu leben hat, sind abzusehen. Das einzige, was man tun kann: Versuchen, die Schmerzen erträglich zu machen, mit Morphium zu betäuben. Das einzige, was man wünschen kann: daß der Tod so schnell wie möglich die Erlösung bringt. Die Ärzte wünschen es, die nächsten Angehörigen und Verwandten der jungen Frau genauso, so bitter und schmerzlich es ist.

Das Leben oder Sterben der Frau, um die es hier geht, auf die alle diese Symptome zutrafen, aber bestimmte die Staatsräson. Leben oder Tod dieser Frau entschieden auch über Fortbestehen oder den Untergang des diktatorischen Regimes Perón. Das wußten: Diktator Juan Perón und die Spitzenfunktionäre seiner Gerechtigkeitspartei, allen voran der Boß der Gewerkschaften, José Espejo. Und weil sie an der Macht bleiben wollten, durfte diese Frau, Evita Perón, nicht sterben. Die Ärzte hatten zu parieren – und sie parierten . . .

Evita Perón war zum Idol der Massen geworden, zum »Engel der Armen«, zur »Mutter der Hemdlosen«. Das Charisma, das sie ausstrahlte, war der einzige sichere Garant für das Fortbestehen, die Unantastbarkeit des diktatorischen Systems Perón. Obwohl sie aus den dunkelsten Slums stammte, Tänzerin war, viele Liebschaften hatte. Vielleicht sollte man darüber schweigen, aber sonst ist nicht zu verstehen, wie sie die sechs Monate, die sie mit dem unheilbaren Unterleibskrebs noch zu leben hatte – vom November 1951 bis zum Juli 1952, mit Leben erfüllte.

Ein Weg in Armut schien ihr vorgezeichnet zu sein. Was konnte schon aus ihr werden, dem unehelichen Kind, lästige Folge einer flüchtigen Liebe zwischen der Baskin Juana Ibarguen und dem reichen Viehzüchter Juan Duarte in Los Toldos, einem von Gott und der Welt verlassenen Nest im Süden Argentiniens, mehr als 300 Kilometer von Buenos Aires entfernt? Was brachte sie schon außer ihrer betörenden Schönheit mit in das Leben? Hinzu kam noch Haß gegen die Reichen und die Mächtigen, gepaart mit glasklarer Intelligenz.

Der reiche Viehzüchter hatte seinen Spaß an der Baskin Juana gehabt, so daß noch drei weitere uneheliche Kinder folgten. Doch dann sah sich Juan Duarte nach neuen Abenteuern um. Mochte die Mutter sehen, wie sie sich und ihre vier Kinder durchschlug. Juan Duarte kümmerte es nicht. Hierin unterschied er sich in nichts von den anderen zweihundert Familien des Landes, die Dreiviertel des Grund und Bodens ihr eigen nannten. Mit 15 wußte Evita, daß sie – zunächst – nur ein Kapital hatte: ihren Körper, ihre Schönheit. Die Männer waren verrückt nach ihr. Gut, dann sollten sie auch bezahlen – mit ihrem Geld, mit ihrem Einfluß.

Ein Tangosänger, Pilufo mit Namen, kam auf einer Tournee nach Los Toldos. Er nahm Evita nach Buenos Aires mit, in seine Villa, hatte nach einem Jahr genug von ihr. Sie noch mehr von ihm; denn sie wußte: Er war nicht der Mann, der ihr zu Macht und Reichtum verhelfen konnte.

Die nächsten Stationen: Fotomodell für Nacktaufnahmen, Animiermädchen in Kabaretts, Geliebte eines millionenschweren Seifenfabrikanten, Besitzerin einer eleganten Wohnung in der vornehmen Calle Posedas, die mehr und mehr zum verschwiegenen Treffpunkt jener Männer wurde, auf die es Evita ankam: Männer nicht nur mit Geld, sondern mit Einfluß. Sie war es satt, für ihre Liebesdienste nur Geld entgegenzunehmen. Wer sie in Zukunft haben wollte, mußte sie anders bezahlen.

Sie war zwanzig, als sie Freundin von Samuel Yankélewich wurde, Chef von Radio Belgrano, der größten argentinischen Rundfunkanstalt. Ihr Preis: Schauspielerin wolle sie werden, Maria Stuart spielen und Marie-Antoinette, Zarin Katharina

und Isabella von Spanien. Samuel Yankélewich bot ihr an,
seine Sekretärin zu werden. Sie lachte ihn aus. Er wollte sie nicht
verlieren, er war verrückt nach ihr. Sie entzog sich ihm. Er
zermarterte sein Gehirn, was er ihr anbieten könne. Und schlug
ihr vor, jeden Abend um 20 Uhr 15 die fünfminütige »Soziale
Sendung« – die einfachen Leute nannten sie »Stimme des Volkes« –
anzusagen. Sie war klug genug anzunehmen. Jeden Abend
würde man in ganz Argentinien fünf Minuten lang ihre Stimme
hören, ihre Stimme, die Stimme des Volkes, aus dem sie her-
kam. Es waren nur Durchsagen:
»Martin Jimenez hatte einen Arbeitsunfall und bittet um ein
paar Bücher, um sich die Langeweile zu vertreiben . . .«
»Wer hat einen Rollstuhl übrig? Wir brauchen ihn für den
16jährigen Manuel Gerrón . . .«
Meldungen der Armut und des Elends, der Not und der Verzweiflung. Aufschreie der Armen und Appelle an die Reichen.
Evita Perón machte ein Spektakel aus der Sendung. Sie weinte
und klagte an, sie wurde zärtlich und in der nächsten Sekunde
aggressiv. Nie zuvor war so eine Stimme zu hören gewesen
wie jene der neuen Ansagerin Evita Ibarguen-Duarte. Sie machte
Pausen zwischen einzelnen Worten, sie wiederholte ganze Sätze.
Aus den fünf Minuten jeden Abend um 20 Uhr 15 wurden zehn,
manchmal fünfzehn. Und Evita wußte: Ich bin der Schutzpatron dieser Armen, ich bin ihre Glücksfee . . .
Sie wußte aber auch, daß Samuel Yankélewich ihr nicht mehr
weiterhelfen konnte. Sie ahnte, daß Argentiniens Zukunft bei
den Militärs liegen würde. Zu einem von ihnen war der Weg
nicht weit: zu Oberst Imbert, Minister für Post und Radio.
Yankélewich hatte seine Schuldigkeit getan, der Oberst zahlte
einen anderen Preis. Evita Ibarguen-Duarte wurde erste Ansagerin und Sprecherin bei Radio Belgrano. Und sorgte dafür, daß
sie ein Monatsgehalt von 30 000 Pesos erhielt – nach heutigen
Maßstäben rund 40 000 Mark –, zahlbar aus der Staatskasse.
Des Obersts Liebesstunden bei Evita waren damit ebenfalls
abgegolten.
Sie verlas Aufrufe, sie begleitete Minister auf ihren Rundfahrten
durchs Land, sie hatte ein eigenes Büro in Buenos Aires, in dem

sich Berge von Briefen der Armen, der »Hemdlosen« türmten. Als sie 25 Jahre alt war, wurde durch ein Erdbeben aus der Stadt San Juan eine Mondlandschaft. 4000 Tote, 10 000 Verletzte, Not und Elend ohne Beispiel. Evita Ibarguen-Duarte verlas einen Hilfeaufruf von Oberst Imbert. Sie machte es derartig eindrucksvoll, daß allen, die diesen Aufruf hörten, ein Schauer über den Rücken kroch.

Einer ihrer Zuhörer war Kriegsminister Juan Perón. Der Mann, dem die Zukunft in Argentinien gehörte. Die Spatzen pfiffen es von den Dächern. Zwei Ehrgeizige: Evita und Juan. Zwei gleiche Gedanken: Ich brauche den anderen, um Karriere zu machen. Der »gehörnte Ochse« wurde Oberst Imbert. Er vermittelte die erste Begegnung zwischen Juan Perón und Evita. Instinkthaft fühlte sie, daß Juan Perón der kommende Mann Argentiniens sein würde. Sie schlug ihn mit den Waffen einer Frau in ihren Bann, mit ihrer Raffinesse, mit ihrer Schönheit, mit ihrer Verlockung. Sie bezahlte, wie so oft seit ihrem 15. Lebensjahr, mit ihrem Körper. Zum letzten Mal als unverheiratete Frau; denn am 21. Oktober 1945 wurde Evita Ibarguen-Duarte, die »Stimme der Armen«, in aller Stille getraut. Ihr neuer Name: Evita Perón.

Knapp zwei Monate später, am 24. Februar 1946, wurde Perón zum Präsidenten Argentiniens gewählt. 1 527 231 stimmten für ihn, 1 207 155 gegen ihn.

Das Mädchen aus dem armen Süden war am Ziel . . . .

Der Perónismus ist eine seltsame Variante zwischen europäischen Faschismus und marxistischer Soziallehre. Die einen, die sich zu Perón bekannten, rühmten ihn als Vorkämpfer gegen die Vorherrschaft der Vereinigten Staaten, die anderen, die Masse der Besitzlosen, sahen in ihm den Retter aus ihren wirtschaftlichen Nöten. Ein Oberst, der die »Stimme der Armen des Volkes«, Evita, geheiratet hatte, war ein Signal der Hoffnung.

Der Zweite Weltkrieg hatte dem Agrarland Argentinien riesige Devisenreserven beschert. Evita, der Engel der Hemdlosen, brachte sie mit vollen Händen unter das Volk. Endlich konnte sie helfen, nicht nur über Radio Belgrano um Hilfe betteln.

Der Präsident wurde von ihr nicht gefragt. Und er war klug genug, sie nicht zu bremsen; denn die Armen hatten ihm den Sieg in der erbitterten Wahlschlacht gebracht.

Eine Reiche – aber sie blieb die Wortführerin des Hasses auf die Reichen, sie blieb die Fürsprecherin der Armen, sie blieb die Trösterin der Verzweifelten. Die Militärs und die Großgrundbesitzer wünschten sie, die First Lady Argentiniens, oft zum Teufel. Perón, der Diktator, der sie letzten Endes geheiratet hatte, weil er sie als Aushängeschild dafür brauchte, daß auch er ein Herz für die Armen habe, erkannte, daß nicht er sie umgarnt hatte, sondern daß sie ihn beherrschte. Er war nur dem Namen nach Präsident.

Er wußte aber auch - und dieses Wissen verwandelte seine Liebe zu ihr, wenn man es überhaupt Liebe nennen kann, zum Haß –, daß Evitas Ende auch sein Ende bedeuten würde, als die Ärzte feststellten, daß Evita an Unterleibskrebs litt. Der Diktator, der nichts mehr für Evita empfand, die Frau, der er seine Karriere zu verdanken hatte, setzte seinen Staatsapparat in Bewegung.

Der Diktator befahl, die Ärzte gehorchten . . .

Der Eid des Hippokrates, den alle Ärzte schwören – er wird zur Farce. Und die Ärzte werden zu Marionetten eines diktatorischen Regimes . . .

Für den Herbst 1951 hatte Juan Perón Wahlen ausgeschrieben. 1946 hatte er ja nur knapp gewonnen. Perón brauchte Evita, um zu einem überzeugenden Wahlsieg zu kommen. Bei diesem Wahlgang sollten erstmalig auch Frauen stimmberechtigt sein. Juan und Evita – ein unschlagbares Gespann. Wo immer sie sich zeigten, die Massen jubelten ihnen zu. Wo er ohne sie kam, war der Beifall mäßig, organisiert, auf keinen Fall spontan. Für die Gewerkschaften, auf die sich der Peronismus hauptsächlich stützte, war das angebliche Traumpaar Juan und Evita, die Verbindung zwischen reich und arm, von lebensentscheidender Bedeutung. Doch dann die Diagnose von Dr. Tarnowski: »Evita ist eine Todeskandidatin!«

Eine Behauptung ist es zunächst nur. Die exakte Diagnose

steht noch aus. Denn Evita Perón weigert sich hartnäckig, sich untersuchen zu lassen. Sie weiß auch warum. Die Schatten der Vergangenheit tauchen auf: Fotomodell für Nacktaufnahmen, Animiermädchen in der berüchtigten Bar in der Calle Esmiralde. Viele Männer. Und die Diagnose eines Arztes: Syphilis. Alles Geld, das sie damals besaß, gab sie daran, um wieder gesund zu werden. Sie pilgerte zur Madonna von Lujan, betete, wurde gesund.

Kommen die Rachegeister so spät? Diese rasenden Schmerzen im Unterleib. In diesen Tagen verläßt sie fluchtartig das Präsidentenpalais, zieht sich zurück in die Wohnung in der Calle Posedas. Weiß nicht, daß jeder Schritt, den sie geht, überwacht wird, daß immer ein unauffälliger Wagen hinter dem ihren hinterherfährt.

Das Regime zwingt die Ärzte in seinen Dienst ... Denn Evitas Leben oder Tod bedeutet auch Leben oder Tod des Regimes. Der Starke, der alles zusammenhält, ist nicht der Diktator. Evita ist es ...

Nur einer ahnt, daß sie nicht die Starke ist: Dr. Tarnowski, ein Hautarzt in Buenos Aires. Er behandelte Juan Perón wegen einer unangenehmen Hautflechte. Es war Sommer 1951. Wenige Monate später, am 11. November, sollte das argentinische Volk in einer Wahl darüber abstimmen, ob der General für weitere sechs Jahre Präsident bleiben solle. Eine Wahl mit einem Hauch von Demokratie, den Perón dem Scheine nach zu wahren versuchte.

Evita Perón hatte das Wahlrecht für die Frauen durchgesetzt, zum ersten Mal in der Geschichte Argentiniens. Ihr Ehrgeiz ging dahin, zur Vize-Präsidentin nominiert und gewählt zu werden. Sie arbeitete achtzehn Stunden am Tag, sie reiste durchs Land, hielt Reden, eröffnete Kindergärten, weihte Kliniken ein, war mehr denn je zuvor der »Engel der Armen«, die »Madonna der Hemdlosen«.

An einem jener Abende, als Dr. Tarnowski im Präsidentenpalais war, bat sie ihn zu sich. Dr. Tarnowski erschrak, als er sie sah: fahles Gesicht, eingefallene Haut am Hals. Nur mühsam konnte sie die Schmerzen verbergen. Sie überzeugte Dr. Tarnowski davon, daß sie jetzt weniger denn jemals zuvor an Ruhe denken könne. Aber um alles durchstehen zu können, um die Schmerzen, die immer wieder in ihrem Leib aufwallten, zu lindern, brauche sie Injektionen. Morphium-Injektionen.

Dr. Tarnowski wagte nicht, nein zu sagen. Und er mußte schweigen – auch Juan Perón gegenüber. Er lehrte Evita, wie sie sich selber die Injektionen geben könne. Er war ja nicht ständig an ihrer Seite. Außerdem: Es mußte Verdacht erregen; denn Geheimpolizei war überall, auch im Präsidentenpalais. Was sollte er antworten, wenn man ihn nach dem Grund seiner häufigen Besuche bei Evita fragte? Die Berufung auf den Eid des Hippokrates, auf seine ärztliche Schweigepflicht, würde man mit einer leichten Handbewegung wegwischen. Was dann?

Was dann? Diese Frage war für Dr. Tarnowski vergessen, als es vor einer Blut-Transfusion, die er Evita Perón gab, zu einem Zwischenfall kam. Evita erlitt einen Schwächeanfall, den Dr. Tarnowski dazu benützte, ihr Blut abzunehmen. Nur eine Analyse ihres Blutbildes konnte Aufschluß darüber geben, wie es um Evita Perón wirklich stand. Ihre Schwächeanfälle, die sich in immer kürzeren Abständen wiederholten, deuteten zumindest auf eine Anämie hin. Wenn sie nicht die ersten Alarmzeichen einer beginnenden Leukämie waren. Doch dies war nicht alles, was Dr. Tarnowski überlegte. Da waren noch die bohrenden Schmerzen im Unterleib. Gewiß, die Morphium-Injektionen brachten Beruhigung. Doch die Beruhigung dauerte immer kürzer. Der Tag war abzusehen, an dem die Morphium-Injektionen nicht mehr stärker dosiert werden konnten. Krebs? Dr. Tarnowski wurde den Verdacht nicht los. Doch was nützte der Verdacht? Gewißheit mußte er haben, um vielleicht noch in letzter Sekunde eine Operation zu wagen.

Evita Perón lehnte jede Untersuchung ab. Das Wort Operation hatte Dr. Tarnowski bei seinen beschwörenden Gesprächen mit Evita ohnedies vermieden. Er verfluchte den Tag, an dem er zu Perón gerufen worden war, um dessen Hautflechte zu behandeln. Er wünschte, ein unbekannter kleiner Landarzt in einem verlassenen Nest weit weg von der Hauptstadt Buenos Aires zu sein. Ein Teufelskreis ohne Ausweg, irgendwer würde ihn zur Verantwortung ziehen, wenn das Schlimmste passieren sollte. Warum haben Sie geschwiegen? Warum haben Sie nicht rechtzeitig gehandelt? Sie, nur Sie, Dr. Tarnowski, haben den »Engel der Hemdlosen«, die »Mutter der Armen«, den »Schutzpatron der Nation« auf ihrem jämmerlichen feigen Gewissen . . .

Anfang September 1951. Noch 10 Wochen bis zur Wahl. Evita hatte nur einen Ehrgeiz: als Vizepräsidentin nominiert zu werden. Sie organisierte Massenkundgebungen, die im ganzen Lande die gleichen Sprechchöre von Hunderttausenden laut werden ließen: »Wir wollen Juan und Evita!«
Sie ließ auf Lastwagen und mit der Eisenbahn 250 000 Kinder nach Buenos Aires transportieren. Sie schwenkten Transparente mit der Aufschrift: »Mehr als 250 000 Kinder wollen Perón und Evita.« José Espejo, der Boß der argentinischen Gewerkschaften, Evita in Treue und Freundschaft seit Jahren verbunden, ließ die Mitglieder seiner C.G.T., der Confederación General de Trabajo, aufmarschieren, die für Evita als Vize-Präsidentin demonstrierten.
Nichts schien Evitas letzten Schritt auf der Leiter der Karriere und Macht mehr aufhalten zu können. Perón selbst rief den Oberbefehlshaber der Streitkräfte, General Eduardo Lonardi, zu sich, um auch des Einverständnisses von Heer, Marine und Luftwaffe sicher zu sein. Ein hartes und klares Nein war die Antwort auf seine Frage. Niemals würde die ruhmreiche argentinische Armee einen »Commander-in-Chiefin Petticoats« akzeptieren.
Zum ersten Mal seit seiner Wahl zum Präsidenten Anfang 1946 wich Perón dem Ultimatum seiner Kameraden von einst aus. Auf der Prachtstraße von Buenos Aires, der Avenida 9 de Julio, hingen die riesigen Bilder von Juan und Evita. »Der Präsident und die Vize-Präsidentin« war in meterhohen Buchstaben zu lesen. Das Nein der Armee blieb stärker.
Als am Abend des 2. September die Argentinier ihre Rund-

funkgeräte zu den Nachrichten einschalteten, hörten sie die Stimme Evita Peróns, die Stimme, die Millionen noch kannten aus der Zeit, da sie die Sendung »Stimme des Volkes« als Sprecherin von Radio Belgrano zu einem Spektakulum der Tränen und der Freude machte. Diesmal klang ihre Stimme fast leise, beinahe tonlos. Und manchmal schien es, als habe sie nicht mehr die Kraft, weiterzusprechen. An diesem Abend des 2. September sagte Evita:

»Ich möchte das argentinische Volk über meinen endgültigen und unwiderruflichen Entschluß informieren: Ich will nicht Vizepräsidentin werden. Ich habe nur einen einzigen großen persönlichen Ehrgeiz: Wenn einmal die Geschichte das glanzvolle Kapitel über Juan Perón schreiben wird, wünsche ich, daß sie über mich in einer bescheidenen Fußnote vielleicht feststellt: An seiner Seite gab es eine Frau, die ihre ganze Zeit und all ihre Kraft hingab, um die Hoffnungen, die das Volk auf General Perón setzte, nicht zu enttäuschen, sondern zu verwirklichen, Diese Frau war dem Volke als Evita bekannt; denn so nannte es sie voller Liebe und Zärtlichkeit.«

Dann waren die Klänge der argentinischen Nationalhymne zu hören. Ein Sprecher sagte: Wir setzen das Programm in fünfzehn Minuten fort.«

Was war geschehen? Bis heute weiß es niemand, wer Evita bewegen konnte, ihre Kandidatur als Vize-Präsidentin zurückzunehmen. War es Juan Perón selbst? War es General Eduardo Lonardi, der ihr zu verstehen gab, daß ihre Kandidatur den unerbittlichen Widerstand der Armee heraufbeschwören würde? Oder war es der Boß der Gewerkschaften, José Espejo, der ihr riet, im Interesse des Regimes – auch ihres eigenen – auf eine solche Herausforderung zu verzichten? Nie hatte sie, seit sie Juans Frau geworden war, ein Ziel nicht erreicht, das sie in ihrem maßlosen Ehrgeiz angestrebt hatte.

Die Unbesiegbare war zum ersten Mal besiegt worden ...

»Was kränkt, macht krank« – eine Binsenweisheit der psychosomatischen Medizin. Evita war maßlos gekränkt. Dr. Tarnowski gab ihr oft zwei Morphium-Injektionen täglich. In seiner Verzweiflung vertraute er sich José Espejo an, dem Boß der Gewerkschaften, Evitas langjährigem Vertrauten.

Espejo war kein Zauberer. Er wußte, was man tun mußte. Der »Engel der Hemdlosen« konnte nicht Vize-Präsident werden. Aber – sterben durfte er nicht. Um Peróns willen, um des Regimes willen. Er dachte natürlich auch an sich selbst. Man nimmt von der Macht nicht gerne Abschied ...

Das Komplott war raffiniert ausgeklügelt von José Espejo und Juan Duarte, Evitas Bruder, der vom Aufstieg seiner Schwester profitiert hatte. Wenn es sie nicht mehr gab, würde er wieder in der Armut von einst untertauchen, ein Nichts sein.

Ihr Plan war so einfach wie makaber. Er konnte eigentlich nicht fehlschlagen. Man brauchte Evita nur statt einer Morphium-Injektion eine Narkose-Injektion zu geben, sie somit willenlos machen und sie im Stadium der tiefen Bewußtlosigkeit untersuchen lassen. Wenn sie aus der Narkose erwachte, war sie längst wieder dort, wo die Injektion vorgenommen worden war, und würde sich an gar nichts mehr erinnern können. Ohne Ärzte war das Komplott nicht zu verwirklichen. Der eine, Dr. Tarnowski, hatte die Narkose-Einspritzung zu machen. Er hatte sich ohnedies in Espejos Hände gegeben, als er in seiner Ratlosigkeit das Schweigen brach, das Evita ihm auferlegt, das ihm aber auch sein ärztliches Ethos geboten hatte.

Der andere, der Evita untersuchen sollte, war Dr. Ricardo Finochietto, Chefarzt der Poliklinik »Presidente Perón«. Wie ein Wolkenkratzer erhob sie sich mit ihren siebzehn Stockwerken über die niedrigen Häuser des Arbeiterviertels Avellaneda im Norden von Buenos Aires. In ganz Südamerika gab es keine modernere Klinik. Evita Perón hatte Millionen gesammelt und investiert, um ein Zeichen zu setzen, wie fortschrittlich das Regime war. Aus aller Welt kamen Ärzte, um diese Poliklinik zu besichtigen, die mit den modernsten Geräten ausgestattet war, in der alle Patienten kostenlos behandelt, operiert, untersucht wurden. Die Poliklinik »Presidente Perón« war ein steinernes Denkmal, das sich Evita gesetzt hatte.

Einen der besten Ärzte und berühmtesten Chirurgen Argentiniens hatte sie zum Chefarzt ernannt: Dr. Ricardo Finochietto. Vor die Wahl gestellt, seines Postens enthoben zu werden oder die Untersuchung Evitas – ohne deren Wissen und sicher auch entgegen ihrem Willen – vorzunehmen, überlegte Dr. Finochietto nicht lange. Zumal Espejo keinen Zweifel daran ließ, daß es sich um einen Befehl des Präsidenten handele. Die Handlanger waren gefügig. Alle notwendigen Maßnahmen, den Plan geheimzuhalten, wurden getroffen. Niemand ahnte, daß auf der Trage des Cadillac-Luxuswagens, der als Rot-Kreuz-Auto getarnt war, Evita Perón lag, in tiefer Narkose, nichts ahnend, was in dieser späten Nachtstunde eines Septembertages im Jahre 1951 mit ihr geschehen würde: Blutabnahme, eine Gewebeprobe, Untersuchung auf dem gynäkologischen Stuhl. Routinesache für einen alten, erfahrenen Arzt wie Dr. Finochietto. Unzählige Male vollzog er die Prozedur in dem 1000-Betten-Krankenhaus. Zumeist überließ er diese »Kleinigkeiten« seinen Assistenten.

Eine zweite Narkose-Spritze mußte Evita Perón gegeben werden, um sicher zu sein, daß sie erst Stunden später, nachdem sie wieder in die Residenz zurückgebracht worden war, erwachte. Dann nahmen Krankenträger, die in Wirklichkeit zum argentinischen Geheimdienst gehörten, die Trage auf, brachten sie über die Flure, die hermetisch abgeriegelt waren, zum Cadillac, der fast lautlos abfuhr. Ein weißes Tuch verhüllte Gesicht und Leib Evita Peróns.

Dr. Finochietto übernahm selber die Auswertung seiner Untersuchungen im Labor der Poliklinik. Er überprüfte das Ergebnis dreimal, viermal. Aber er kam zu keinem anderen Resultat. Tausend und mehr ähnliche Diagnosen hatte er im Laufe seines Arztlebens erarbeitet. Sie tangierten ihn nicht. Krebs war nun einmal noch immer der unbesiegbare Feind. Und Leukämie noch immer das Gespenst, vor dem jede ärztliche Bemühung versagte.

Nun aber diese gleiche Diagnose bei Evita Perón, der Frau, der er seine Karriere verdankte! Wie alt war sie eigentlich? Erst 32 Jahre. Das Telefon läutete: Espejo. Noch kein Ergebnis? Dr. Finochietto hatte Angst, die Wahrheit zu sagen. Er erfand

Ausflüchte, dies und jenes sei noch nicht mit an Sicherheit grenzender Wahrscheinlichkeit zu behaupten.

Ausflüchte. Sie konnten die Stunde der Wahrheit nicht aufhalten. Einer furchtbaren Wahrheit, die lautete, daß Evita Perón an einem bösartigen Unterleibskarzinom litt. Wieweit es fortgeschritten war, könne nur eine Operation klären. Das Blutbild Evita Peróns aber zeige eine weitere bedrohliche Abnahme der roten Blutkörperchen an. Also Leukämie in progressivem Stadium.

Als Dr. Finochietto das Ergebnis José Espejo übermittelte, wünschte er, niemals Chef der berühmtesten Klinik Argentiniens geworden zu sein. Wie schön die Zeiten, da er noch kleiner Landarzt war. Ohne Konfrontation mit den Mächtigen des Landes . . .

Es war Anfang Oktober geworden. Auf dem New Yorker Flughafen La Guardia entstieg ein unauffälliger Mann der Linienmaschine aus Buenos Aires, einen kleinen schwarzen Koffer in der Hand. Mehr brauchte er nicht für seine Mission. Der kleine Koffer enthielt alles, was wichtig war. Der Zollbeamte schlug seinen Paß auf:

Dr. Abel Cárcano, las er.

Der Blick in den kleinen Koffer zeigte wenig. Einige Dias, einige Manuskriptseiten. Nichts Besonderes.

Ein Taxi brachte Dr. Abel Cárcano ins New Yorker Memorial Hospital, zu Dr. George Pack, dem berühmtesten Krebsspezialisten der Vereinigten Staaten. Dr. Abel Cárcano selber war ein nicht unbedeutender Krebsarzt. Deswegen war sein Auftrag besonders heikel. Wer Ärzte kennt, weiß, wie empfindlich sie sind. Wie es sie trifft, wenn ein Spezialist dem anderen vorgezogen wird. Wer die Mentalität der Südamerikaner kennt, weiß, wie eine solche Bevorzugung nahe an die Grenze der Diskrimierung rührt.

Dr. Pack und Dr. Cárcano waren einander nicht unbekannt. Knapp sechs Wochen zuvor hatten sie sich bei einem internationalen Krebskongreß in Buenos Aires kennengelernt. Daß sie so kurze Zeit später wieder einander begegnen würden, hatte keiner von ihnen geahnt.

Auch Dr. Cárcano war – nicht anders als Dr. Tarnowski und Dr. Finochietto – Befehlsempfänger der Mächtigen des Landes. Nachdem die alarmierende Diagnose über Evitas wahren Gesundheitszustandes im engsten Kreis des sogenannten Peronistischen Rates diskutiert worden war, wurde beschlossen: Evita muß operiert werden. Wenn sie sich nicht freiwillig dazu bereit erklären würde, gab es andere Methoden. Man hatte hierin Erfahrung.

Die Beziehungen Argentiniens zu den Vereinigten Staaten waren damals zum Zerreißen gespannt. Doch um Evitas Leben zu retten, kam nur ein Arzt in Frage: der Amerikaner Dr. Pack. Wer kannte Dr. Pack? Natürlich Dr. Cárcano. Ein Befehl. Der Arzt Cárcano gehorchte.

Dr. Pack – natürlich – fühlte sich auch geschmeichelt. Er studierte die Unterlagen, die Dr. Cárcano mitgebracht hatte, und wies darauf hin, daß erst die Operation zeigen werde, wieweit der Krebs fortgeschritten sei.

Jeder erfahrene Krebschirurg hätte genausogut wie er gewußt, wie so eine Operation verlaufen würde. Man schneidet auf, man sieht, wieweit die Wucherungen fortgeschritten sind, man entfernt sie – im schlimmsten Fall wird es eine Totaloperation, für eine Frau das Schlimmste, was ihr zustoßen kann. Und wenn auch die Totaloperation nicht ausreicht – gut, vielleicht bewahren dann Bestrahlungen vor dem Letzten . . .

Dr. Pack war bereit zu kommen . . . Ärzte werden vor allem durch den Ruhm ihrer Patienten berühmt. Vorausgesetzt, sie beherrschen ihr Spezialgebiet. Dr. Pack beherrschte es. Soweit sich die Krankheit Krebs beherrschen läßt . . . wenn es nicht längst zu spät war . . .

Tag und Stunde der Operation von Evita Perón wurden nicht von Dr. Pack bestimmt. Er hielt sich im Memorial-Hospital auf Abruf bereit. Tag und Stunde dieser Operation diktierte die Staatsräson. Auf den 11. November waren die Wahlen festgesetzt, die Juan Perón die Zustimmung des Volkes zu einer zweiten sechsjährigen Präsidentschaft bringen sollten.

Am Sieg Peróns zweifelte niemand in Argentinien, niemand

in der Welt. Aber wenn die Fackelzüge zur Residenz ziehen würden, wenn Peróns Triumph gefeiert würde, dann durfte an seiner Seite nicht die Frau fehlen, die Argentinien mehr verkörperte als der Präsident: Evita.

Nicht Ärzte also bestimmten Tag und Stunde der Operation Evitas. Sondern der Tag der Wahl. Auch Dr. Pack fügte sich diesem Terminzwang. Er akzeptierte ihn. Von der Forderung, die nach der Operation auf ihn zukommen würde, ahnte er noch nichts, als er am 4. November nach Buenos Aires flog, in einem Cadillac zu Peróns Sommerresidenz in Olivos fuhr – und wartete.

Evita Perón brauchte nicht ein zweites Mal narkotisiert zu werden. Diese Schmach blieb Dr. Tarnowski diesmal erspart. Die Schmerzen hatten Evita Peróns Willen geschwächt.

Dies war die Stunde der zweiten Kapitulation der Evita Perón. Es war der Augenblick, in dem nur eines galt: Ich will nicht sterben, ich will leben, ich bin erst 32 Jahre alt!

Der Geheimdienst funktionierte wie immer perfekt. Die erste Etage der Poliklinik »Presidente Perón« war hermetisch abgeriegelt. Dr. Pack ging in den Operationssaal . . .

Es ist der 6. November 1951, ein grauer Morgen. Irgendwie hat es sich in Buenos Aires herumgesprochen, irgendwo war eine undichte Stelle. Das Geheimnis war kein Geheimnis mehr. Vor der Poliklinik »Presidente Perón« drängten sich Menschen, sahen hinauf zu den Fenstern. Frauen beteten. Gespenstische Stille, die immer wieder von einem Namen durchbrochen wurde: Evita . . . Evita . . . Polizei zog auf, aber sie griff nicht ein. Dr. George Pack setzte das Skalpell an, zu seiner Seite Dr. Ricardo Finochietto, ihm gegenüber der argentinische Krebsspezialist Dr. Albertelli. Außerdem der Narkosearzt und sorgfältig ausgewählte Schwestern.

Vier Stunden später wurde Evita Perón aus dem Operationssaal in ihr Zimmer gerollt. Noch kannten nur die Ärzte die ganze Wahrheit. Sie übertraf selbst die schlimmsten Befürchtungen, die sie vor der Operation hatten: Krebs im weit fortgeschrittenen Stadium. Dr. Pack hatte eine Totaloperation der erkrankten Unterleibsorgane vornehmen müssen. Auch Teile des Dick- und Dünndarmes waren vom Krebs befallen, wurden entfernt. Ein künstlicher Darmausgang mußte angelegt werden. Alles deutete außerdem darauf hin, daß auch die Leber schon vom Krebs befallen war, keine Möglichkeit mehr, auch hier operativ einzugreifen. Bestrahlungen würden das Ende zwar etwas verzögern können, aber es war unaufhaltsam. In sechs, spätestens in neun Monaten hatte Argentinien keine Evita Perón mehr.

Juan Perón nahm den Bericht Dr. Packs nach außen hin ruhig entgegen. Nur die Blässe unter der braunen Haut zeigte an, daß alles Blut aus seinem Gesicht gewichen war. Dr. Pack schwieg. Juan Perón winkte José Espejo zu sich, flüsterte ihm etwas zu, verabschiedete dann kühl den Professor aus New York.

Espejo begleitete Dr. Pack in das Zimmer, das ihm zur Verfügung gestellt worden war. Zum dritten Mal fing sich ein Arzt im Netz eines Komplotts der Mächtigen. Espejo konfrontierte ihn jetzt erst mit dem, was schon beschlossen war, als Dr. Abel Cárcano ihn in New York aufgesucht hatte. Perón hatte damals schon entschieden, daß niemals ein Argentinier erfahren dürfe, daß ein amerikanischer Arzt Evita Perón operiert habe. Auch vor Evita müsse es geheimgehalten werden.

Damals war es Dr. Pack verschwiegen worden. Man befürchtete, er werde den Ruf Peróns nach Buenos Aires ablehnen. Nun war die Operation vorüber und Dr. Pack erfuhr, daß es in dem offiziellen Kommuniqué, das man natürlich herausgeben müsse, heißen würde: »Der argentinische Krebsspezialist Professor Dr. Albertelli hat die Operation vorgenommen.«

Nun erst wußte Dr. Pack, warum alles so geheim vor sich hatte gehen müssen: Cárcanos Besuch in New York, seine Ankunft in Buenos Aires, als ihn ein Wagen direkt bis zu Peróns Sommerresidenz fuhr, die er nicht verlassen durfte bis kurz vor der Operation.

Dr. Pack sah durch die hohen Fenster hinunter auf den Platz vor der Poliklinik »Presidente Perón«. Tausende drängten sich vor den Fassaden. Männer, Frauen und Kinder. Ein einziger Name erfüllte die Luft: Evita . . . Evita. Aus einem Lautsprecher kam eine Ansage von Radio Belgrano. Eine kurze Meldung: »Señora Evita Perón unterzog sich heute vormittag einer Operation, die von Professor Dr. Albertelli durchgeführt wurde. Sie verlief ohne Komplikationen . . .«

In diesem Augenblick wußte Dr. Pack, daß seine Kollegen Dr. Finochietto und Dr. Albertelli alles schon gewußt hatten, ehe er mit der Operation heute morgen begann. Daß sie das Komplott gegen ihn, wenn schon nicht gebilligt, so doch mitgemacht hatten.

Dr. Pack schwieg. Niemand beachtete den dunklen Wagen, der wenig später die Poliklinik »Presidente Perón« verließ. Der Mann, der im Fond saß, war tief in sich zusammengesunken.

Am nächsten Morgen flog er nach New York zurück. Nur ein argentinischer Arzt darf den Körper des »Engels der Hemdlosen« berühren . . .

In Buenos Aires drehte sich alles um Evita. Die Poliklinik wird zum Blumenmeer, Kerzen brennen im riesigen Atrium. Drei Tage nach der Operation erwacht sie aus dem Dämmerzustand. Ihr erster Gedanke: Morgen ist der Tag der Wahl.

Ihre Venen sind an Schläuche angeschlossen, die ihrem Körper Blutplasma, Nährlösungen zuführen. Espejo beschwört sie, daß sie zum Volke sprechen müsse. Die Stimme von Radio Belgrano darf nicht schweigen. Irgendwer hält ihr ein Mikrophon vor die blutleeren Lippen. Argentinien hört seine Evita:

»Ich spreche von meinem Krankenlager. Ich spreche für Juan Perón. Er ist ein Meteor, der sein Jahrhundert erhellen will. Er ist gekommen, um die Träume und Hoffnungen aller Menschen zu verwirklichen . . .«

Ein paar Sätze, dann ist sie am Ende der Kräfte. Dämmerung hüllt sie wieder ein. Einen Tag später, am 11. November, stimmen 4 652 000 für, 2 358 000 gegen Perón. Die Arbeiter und die »Hemdlosen« haben fast vollzählig, so ergab eine spätere Wahlanalyse, für Perón ihre Stimme gegeben – für Evita Perón.

Soll ein Arzt seinem Patienten die Wahrheit sagen? Ist die

barmherzige Lüge besser? Für Dr. Finochietto, der nun die Behandlung Evitas übernahm, stellten sich diese Fragen nicht; denn Juan Perón hatte entschieden, daß sie die volle Wahrheit nicht erfahren dürfe. Er hatte Angst, daß der Schock hierüber zu einem schnellen Ende führen könne. Die Wahlen hatten ihm gezeigt, wie sehr er Evita brauchte, um an der Macht zu bleiben. Solange Evita lebte, waren ihm die Stimmen der Armen, der Arbeiter, der »Hemdlosen« sicher. Sie blieb für ihn, was sie war, als er sie heiratete: ein Mittel zum Zweck. Von Liebe, von Zärtlichkeit und Verlangen war längst keine Rede mehr. Nun noch weniger – nach dieser furchtbaren Verstümmelung, die ein künstlicher Magenausgang bedeutet, nach dieser demoralisierenden Erniedrigung.

Dr. Finochietto versuchte Evita einzureden, daß alles nur ein vorübergehender Zustand sei. Wenn die Bestrahlungen erst einmal ihre Wirkung zeigten, werde sie wieder leben können wie ein normaler Mensch.

Zwei Wochen nach der Operation wurde aus Japan der Strahlenexperte Professor Dr. Tsukamoto eingeflogen. Erst an Ort und Stelle erfuhr er von Dr. Finochietto, daß er Evita Perón behandeln sollte. Außer Juan Perón, José Espejo, Dr. Finochietto und Dr. Cárcano wußte keiner von der Anwesenheit des Japaners in Buenos Aires.

Er studierte lange den Operationsbericht, der von Dr. Albertelli unterzeichnet war, obwohl Dr. Pack den Eingriff vorgenommen hatte. Er wollte mit Dr. Albertelli sprechen. Man bedauerte, daß dies nicht möglich sei, da Albertelli sich auf einer Auslandsreise befinde.

Dr. Tsukamoto ließ nach dem Studium des Operationsberichtes keinen Zweifel daran, daß eine Strahlenbehandlung das Ende nicht mehr verhindern könne. Vor allem aber sei es ausgeschlossen, die Metastasen in der Leber zu bestrahlen. Er war entschlossen, wenige Stunden nach seiner Ankunft in Argentinien wieder nach Tokio zurückzufliegen.

Doch nach einem Gespräch, zu dem Präsident Perón ihn bat, verschob er seinen Abflug, begann er Evitas Behandlung nach einem ausgeklügelten Bestrahlungsplan. Die Staatsräson gebot es, Evita so lange wie möglich am Leben zu erhalten. Auch Dr. Tsukamoto beugte sich dieser Staatsräson – wider alles bessere medizinische Wissen.

Wenn seine Behandlung überhaupt eine Spur von Wirkung zeigen sollte, mußte er mit hohen Strahlendosierungen arbeiten. Selbst um den Preis, daß dabei bei der Patientin leichtere oder mittelschwere Verbrennungen auftreten konnten. Er wies Dr. Finochietto auf dieses Risiko hin. Man sollte ihm zumindest das eine nicht nachsagen können, daß er auf das Risiko nicht aufmerksam gemacht hätte.

Die Bestrahlungen wurden vier Wochen lang durchgeführt. Dr. Tsukamotos Befürchtungen schienen übertrieben gewesen zu sein. Es gab nur kleinere Komplikationen, das Gesamtbefinden Evita Peróns aber – so schien es wenigstens – besserte sich zusehends. Keiner beachtete den kleinen Japaner, der Mitte Dezember nach Tokio zurückflog. Ein Exportkaufmann vielleicht ... Die absolute Geheimhaltung hatte perfekt funktioniert.

Ist wirklich ein Wunder geschehen? Das Volk sollte es glauben. Und eines zumindest muß man Juan Perón und seinen Ratgebern zugestehen: Im Erfinden immer neuer Komplotte und »Staatsakte« waren sie unerschöpflich. Lange genug war Evita Perón nicht mehr in der Öffentlichkeit erschienen. Wie konnte man ihren ersten öffentlichen Auftritt – acht Wochen nach der Operation – besser feiern als mit einer Ehrung von Professor Dr. Ricardo Finochietto, dem »Retter« Evita Peróns?

In einer glanzvollen Veranstaltung hängte Juan Perón ihm am 8. Januar 1952 eine der höchsten argentinischen Auszeichnungen um, die Medalla de Oro. Er wurde gefeiert und ließ sich feiern, man jubelte ihm zu. Äußere Fassade eines Triumphs, hinter dem sich Lügen, Intrigen, Komplotte und alle Erbärmlichkeit auf Erden verbargen. Doch davon wußten nur wenige. Die es wußten, sahen aneinander vorbei.

Die Radiosprecher aber werden nicht müde, Evita zu beschreiben; ihre Schönheit, strahlender denn je, das Gesicht zwar etwas blaß, aber voller Optimismus und Lebensfreude. Ja, Evita ist auferstanden von den Toten. Dr. Ricardo Finochietto sei Preis und Dank und Ehr'!

Acht Wochen währte die scheinbare »Auferstehung« von Evita Perón. Sie war aktiv wie früher, hielt Ansprachen, empfing Delegationen, besuchte Kinderheime. Sie glaubte selber an ihre Wiederauferstehung, auch wenn sie mit Medikamenten täglich vollgepumpt wurde und strenge Diät einhalten mußte.

Der Zusammenbruch erfolgte dann von einer Stunde zur anderen. Genau wie Dr. Pack es vorausgesagt hatte. Es werde vorübergehend zu einer Euphorie kommen, aber sie werde nur das Zeichen für das endgültige Ende bedeuten.

Röntgenbilder zeigen zunehmende Verknotung der Leber, Metastasen auch in der Lunge. Die Schmerzen im Unterleib werden wieder unerträglich. Dr. Finochietto spielt seine Rolle konsequent zu Ende, die erste Lüge aus seinem Mund fordert ihren Preis: immer neue Lügen. Er versucht Evita zu beruhigen, spricht das eine Mal von Leberentzündung, das andere Mal von Neuralgie.

Den 7. Mai 1952, ihren 33. Geburtstag, verbringt Evita, durch starke Morphiumspritzen von ihren Schmerzen befreit, in einer Art Dämmerzustand zwischen Freude und Angst.

Ihr Gewicht sinkt rapide. Nur ein Datum ist fest ihrem Gedächtnis eingeprägt: 4. Juni, Tag der Vereidigung von Juan Perón, Tag des Antritts seiner zweiten Periode als argentinischer Staatspräsident. Ist es nicht ihr Tag, hat nicht sie den Wahlsieg errungen?

Mit der letzten Kraft, die in ihr ist, läßt sie sich zurechtmachen, sich das Diorkleid anziehen, den Pelzmantel überwerfen, in den Cadillac tragen, der sie zum Parlament fahren soll, wo die Vereidigung stattfinden soll. Juan Perón erwartet sie, will ihr aus dem Wagen helfen. Sie fällt in den Sitz zurück. Der Cadillac fährt zur Residenz zurück. Sie wird in ihr Zimmer getragen, um es nicht mehr zu verlassen.

Sechs, höchstens neun Monate, hatte Dr. Pack gesagt, am Tag der Operation Evitas, am 6. November 1951.

Dr. Finochietto will sich nicht nachsagen lassen, bis zur letzten Sekunde nicht alles versucht zu haben, um Evita zu retten. Er weiß, daß es eine Farce ist, als er über die argentinische Botschaft in Bonn Professor Dr. Kalk, einen Leber-Spezialisten aus Kassel, und Professor Dr. Uhlenbruck aus Köln, einen international anerkannten Internisten, bittet, unverzüglich nach Buenos Aires zu kommen. Er brauche ihre Hilfe für den argentinischen Außenminister Remorino. Erst in Buenos Aires erfahren sie, daß man sie nicht wegen Remorino kommen ließ, sondern wegen Evita Perón. Das alte Spiel, nur neue Namen . . .

In Buenos Aires muß Finochietto Farbe bekennen. Muß den beiden Deutschen das hoffnungslose Krankheitsbild Evitas offenbaren: Krebs in der Lunge, Krebs im Knochengerüst, Krebs in der Leber. Ein hoffnungsloser Fall, ein Wunder, daß Evita überhaupt noch lebe.

Dennoch: obwohl auch die Deutschen wieder abreisen wollen, gelingt es Dr. Finochietto, sie zu bewegen, Evita zu untersuchen, ihr zu sagen, daß noch immer Hoffnung bestehe. So schließt sich der Kreis. Das makabre Schauspiel wiederholt sich – zum wie vielten Male überhaupt schon – an einer Todkranken, an Evita Perón.

Der Tod war gnädiger. Am 26. Juli, um 21 Uhr 40, kam über Radio Belgrano und alle anderen Rundfunkstationen des Landes die Meldung:

»Das Staatssekretariat für Informationen übermittelt dem argentinischen Volk die traurige Nachricht, daß die geistige Führerin der Nation, Señora Evita Perón, um 20 Uhr 25 verschieden ist . . .«

Die beiden deutschen Professoren sind noch im Lande. Sie sehen Hunderttausende, die zur Residenz ziehen, betend, weinend, mit brennenden Kerzen, mit Blumen.

Am anderen Morgen fliegen sie nach Deutschland zurück. Die beiden letzten Ärzte, die in dieses Karussell von Intrigen, von Täuschungen hineingezogen wurden. Und sich hineinziehen ließen – wie Dr. Tarnowski, wie Dr. Finochietto, wie Dr. Cárcano, wie Dr. Albertelli, wie Dr. Pack, wie Dr. Tsukamoto . . . .

Um einer fragwürdigen Staatsräson willen, die vorschrieb: Evita darf nicht sterben. Um eines Staatspräsidenten willen, der befürchtete, mit dem »Engel Evita« auch die Macht zu verlieren.

Es dauerte noch einige Zeit, bis es so weit war. Am 2. Oktober 1955 flüchtete Juan Perón in einem Wasserflugboot nach Asuncion, der Hauptstadt Paraguays.

Die neue argentinische Regierung unter General Lonardi löschte auch den Mythos von Evita Perón aus. Der gläserne Sarkophag mit ihrer von Professor Ara kunstvoll einbalsamierten Leiche stand seit ihrem Tod in einem Saal des Gewerkschaftshauses zu Buenos Aires.

Er verschwand spurlos.

Die neuen argentinischen Machthaber ließen fünf Särge mit Leichen von fünf blonden Frauen an fünf verschiedene Orte transportieren. Fünfmal tote Evita Perón. Jahre später erst stellte sich heraus, daß der Sarg mit jener Frau, die wirklich Evita Perón war, über Bonn, Mailand und Rom in einem unscheinbaren Lieferwagen nach Madrid gelangte. In der Villa Juan Peróns, der in Madrid im Exil lebte, stand der Sarkophag auf dem Dachboden.

Als Juan Perón 1973 wieder nach Argentinien zurückkehrte – an seiner Seite die Ehefrau und ehemalige Tänzerin Isabelita – und wieder die Macht in Argentinien übernahm, plante er die triumphale Überführung des Engels der Hemdlosen nach Buenos Aires, ihre Beisetzung in einem gigantischen Mausoleum.

Sein Tod, am 1. Juli 1974, kam schneller als Evitas Heimkehr.

Evita hat noch immer nicht die ewige Ruhe gefunden . . . .

Aber wer spricht noch von ihr – und von den Ärzten, die sie behandelten, wie ein Diktator es befahl? Wider alles bessere Wissen?

Papst Pius XII.

Ein Satan war im Vatikan

Die makabre Karriere des Dr. Ricardo Galeazzi-Lisi
Das Sandkorn im Auge des Kardinals Eugenio Pacelli
Pacelli wird Papst Pius XII.
Zwei Päpste unter sich: Pius XII. und der »Verjüngungspapst«
Professor Dr. Paul Niehans
Pius XII. an der Schwelle des Todes
Die intimen Papstfotos des Leibarztes
Der Leibarzt wird zum Satan
Ein Prozeß, den der Tod beendete

Die Szene war banal und alltäglich. Und doch endete sie in einem Tribunal, so makaber und unglaublich, so unfaßbar im Verhältnis eines Arztes zu seinem Patienten, daß man an der Wahrheit zweifeln möchte, wenn sie nicht durch Dokumente in den Archiven des Vatikans und am Obersten Italienischen Gericht tausendfach belegt wäre.

Ein lächerliches Sandkörnchen löste alles an einem schönen Sommertag 1938 aus. Es fiel dem Kardinalstaatssekretär Eugenio Pacelli ins Auge. Obwohl er unter Papst Pius XI. der ranghöchste und einflußreichste Kardinal in der vatikanischen Hierarchie war, obwohl viele – und nicht nur in Italien – in ihm den kommenden Papst sahen, ging er gerne und oft zu Fuß durch Roms Straßen, wie irgendein unbekannter Pfarrer aus irgendeiner kleinen Gemeinde.

Das Auge schmerzte und das Licht der römischen Sonne blendete den Kardinal. Dennoch waren die Buchstaben an der Fassade des Hauses in der Via Sistina Nr. 4, die die ganze Hausfront in einer Länge von fast zehn Metern einnahmen, kaum zu übersehen:

»Dr. Ricardo Galeazzi-Lisi, Operationen, Konsultationen«, las der Kardinalstaatssekretär.

Und er mochte es vielleicht dankbar als göttliche Fügung ansehen, fromm, demütig und voll kindlichen Glaubens, wie er war. Der Tod ersparte ihm zwanzig Jahre später, diese Meinung revidieren zu müssen; denn die Eskalation eines ärztlichen Skandals begann erst, als er die Augen für immer geschlossen hatte.

Eugenio Pacelli ging in das Haus. Dämmerung und Kühle waren wohltuend. Er tastete sich am Geländer in den ersten Stock hoch, läutete, nannte der Sprechstundenhilfe seinen Namen und sein Anliegen.

Für den Okulisten – wie in Italien Augenspezialisten genannt werden – war das Sandkörnchen im Auge des Kardinalstaatssekretärs eine Drei-Minuten-Angelegenheit. Viel wichtiger war für den gedrungenen, kleinen Dr. Galeazzi-Lisi, damals 46 Jahre alt, ein langes Gespräch mit dem großen, hageren Eugenio Pacelli, dem römischen Aristokraten mit dem asketischen Gesicht, damals 62 Jahre alt. Obwohl es richtiger wäre, von einem Monolog des Okulisten zu sprechen. Aber auch Monologe können Eindruck machen, zumal, wenn sie zögernd, stockend, zurückhaltend geführt werden. Und Dr. Galeazzi-Lisi führte ihn so.

Er witterte eine Chance zu neuer Karriere, obwohl das, was er war, bereits Karriere genannt werden konnte. Auch er wußte – und nichts anderes dachte er, als die Sprechstundenhilfe ihm den Patienten gemeldet hatte –, wie groß Eugenio Pacellis Chancen waren, Pontifex Maximus zu werden. Die Karriere hieß: Leibarzt des kommenden Papstes.

Als Eugenio Pacelli nach mehr als einer Stunde die Praxis in der Via Sistina 4 wieder verließ, wußte er alles über Dr. Galeazzi-Lisi, was er wissen sollte:

Privatdozent an der Augenklinik der Universität Rom, Amtsarzt für Augenheilkunde der Stadt Rom, Facharzt für Chirurgie und Innere Medizin, Chefarzt der Krankenhäuser Fate Bene Fratelli und Bambino Gesù in Rom.

Aber er hatte keine Ahnung von dem, was er nicht wissen sollte: Daß er unter dem Namen Mohammed an Autorennen teilnahm wie am berüchtigten Dolce Vita jener dekadenten römischen Adelskreise, ob sie nun Borghese, Ruspoli oder Massimo hießen. Entstammte er doch selber einem, wenn auch niedrigen Adelsgeschlecht.

Eugenio Pacelli, obwohl Diplomat, gehörte nicht zu jenen, die nachrecherchierten. Warum sollte er auch? Ein Sandkorn war ihm ins Auge geflogen. Ein Arzt hatte ihm geholfen. In der Erinnerung blieb zurück: Die schnelle Hilfe, der Name, aber auch die Daten einer Arztkarriere, die auf ihn Eindruck gemacht hatten.

Der päpstliche Kardinalstaatssekretär hatte andere Sorgen. Wochen später, nach jener Begegnung mit Dr. Galeazzi-Lisi, war der Friede der Welt bedroht wie seit dem Ende des Ersten Weltkriegs nicht mehr. Des englischen Ministerpräsidenten Chamberlain utopistische Vision »Peace for our time« nach dem Treffen mit Hitler in München war längst zur Fata Morgana geworden. Im Konzentrationslager Dachau waren 1493 katholi-

sche Geistliche in Schutzhaft, die durch Hungertod, Genick-
schuß und in der Gaskammer enden sollten.

Nein, niemand auf Erden konnte des Frühlings 1939 froh werden. Die Bäume trugen Knospen wie jedes Jahr, aber die Zeichen
der Welt standen auf Sturm. Kein römischer Frühling war
trauriger als dieser.

In diese Traurigkeit hinein verkündeten die Glocken aller Kirchen Roms den Tod Pius XI. Schweigend versammelten sich
am 1. März 1939 die Kardinäle, um Petris 262. Nachfolger zu
wählen. Hunderttausende warteten auf dem weiten Platz vor
St. Peter, um die Sekunde zu erleben, in der weißer Rauch
aufstieg, um zu signalisieren: »Habemus Papam!« Für einige
Stunden war in Rom vergessen, was in der Welt sich zusammen-
braute. Es tat ohnedies gut, es für eine Weile aus dem Gedächtnis
zu verdrängen.

Dann stieg der Rauch auf. Aus der rechten Kollonnade mar-
schierten die Formationen der Schweizer Garden in großer
Gala-Uniform auf das abgesperrte Geviert des Treppenwerks
von Sankt Peter hinauf. Und wenig später, nach altem Zeremoniell, alt wie die katholische Kirche, die Greisenstimme
eines Kardinals:

»Ich verkündige euch eine große Freude – wir haben einen
Papst. Wir haben einen Papst, den Eminentissimum Eugenio
Kardinal Pacelli, der sich den Namen Pius XII. gegeben hat.«

Dr. Galeazzi-Lisi war an jenem 1. März 1939 nicht auf dem
Petersplatz. Er saß in dem kleinen Studio seiner Praxis in der
Via Sistina 4, hatte das Radio eingeschaltet und hörte die
Übertragung. Seine Gedanken wanderten zu jenem Sommertag
vor knapp acht Monaten zurück. Ein Patient war in seiner
Praxis, ein Staubkörnchen im Auge – Eugenio Pacelli, damals
Eminenz, jetzt Seine Heiligkeit Pius XII.

Es gibt keine Augenzeugen dafür, wie Dr. Galeazzi-Lisi auf
diese Meldung reagierte. Auch in seinen Erinnerungen, die er
1961 veröffentlichte unter dem Titel »Im Licht und im Schatten
Pius XII.«, findet sich keine Zeile darüber. Es ist aber bekannt,
was wenige Minuten zuvor in der Sixtinischen Kapelle geschehen war, in der sich die 62 Kardinäle zur Papstwahl versammelt hatten.

Das Zeremoniell schrieb vor, daß jeder Kardinal den Namen seiner Wahl in verstellter Schrift auf den Abstimmungszettel schreiben mußte, ihn dann zusammenfaltete und versiegelte. Dann, namentlich aufgerufen, erhob sich einer der Kardinäle nach dem anderen von seinem Platz, hob den versiegelten Zettel zwischen Daumen und Zeigefinger der rechten Hand für alle sichtbar in die Höhe, schritt bis vor den Altar und sprach in lateinischer Sprache die Eidesformel:

»Ich rufe Christus, der micht richten wird, zum Zeugen an, daß ich den erwähle, von dem ich glaube, er sei es, der nach Gottes Willen erwählt werden soll.«

Dann fiel der Zettel in einen goldenen Kelch, der als Wahlurne diente. Als beim dritten und entscheidenden Wahlgang die Reihe an Eugenio Pacelli war, stieß der Kardinalstaatssekretär mit dem Fuß gegen die unterste Altarstufe und stürzte zu Boden. Eine Weile lag er wie regungslos da, erhob sich mühsam, ließ seinen Zettel in den Kelch fallen und ging benommen an seinen Platz zurück. Wenige Minuten später war er gewählt. Es war eines der kürzesten Konklaven in der langen Geschichte der Papstwahlen. Nur sechs Stunden hatte es gedauert. Ein sichtbares Zeichen der Einmütigkeit der Kardinäle über die Persönlichkeit Pacellis.

Am anderen Morgen läutete in der Praxis Dr. Galeazzi-Lisis das Telefon. Die Sprechstundenhilfe nahm den Hörer ab, gab ihn verwirrt an den Arzt weiter. Das Gespräch war kurz. Dann packte Dr. Galeazzi-Lisi in seine Praxistasche die Box mit den sterilen Spritzen und Medikamente, Watte sowie einige Fläschchen mit flüssigen Konzentraten, die er sorgfältig auswählte. Kaum eine halbe Stunde später hielt vor dem Haus in der Via Sistina 4 eine schwarze amerikanische Limousine mit dem Kennzeichen SCV, dem Nummernschild der Vatikanstadt.

Dr. Galeazzi-Lisi wußte nicht viel, was ihn erwartete. Der Papst sei gestürzt, hatte ihm jemand am Telefon gesagt, dessen Namen er nicht behalten hatte. Der Chauffeur gab auf Fragen keine Antwort. Er konnte wohl auch keine geben. Die große schwarze Plymouth-Limousine rollte durch die Straßen Roms. Der gedrungene Mann im Fond mit dem kleinen grauen

Schnauzbart schien es sichtlich zu genießen, daß viele sich umdrehten, dem Wagen mit dem Kennzeichen SCV nachsahen.

Die Schweizer Gardisten sahen den Wagen schon, als er auf der Straße, die von der Engelsburg herführte, zum Platz vor Sankt Peter einbog. Die Kette vor dem Eingangstor zur Vatikanstadt war bereits heruntergelassen, als der schwarze Plymouth erst die Mitte des Platzes erreicht hatte. Der Fahrer drosselte das Tempo fast auf Schrittgeschwindigkeit. Die Gardisten salutierten vor dem Mann im Fond des Wagens.

Dies war Dr. Galeazzi-Lisis Einzug in den Vatikan, im römischen Frühling 1939. Eugenio Pacelli hatte sich seiner erinnert, nachdem im linken Arm die Schmerzen nach dem Sturz in der Sixtinischen Kapelle nicht nachgelassen hatten. Vom ärztlichen Standpunkt war die Sache genauso harmlos wie jene mit dem Sandkörnchen im Sommer 1938. Diesmal stellte Dr. Galeazzi-Lisi eine Prellung am Ellenbogen fest. Eine Diagnose, die ein Medizinstudent im sechsten Semester genauso treffsicher hätte stellen können ... Die Prellung zum Abschwellen zu bringen, war ebenfalls kein Problem, das außerordentliche ärztliche Kenntnisse voraussetzte.

Die Visite Dr. Galeazzi-Lisis war verständlicherweise kurz. Eugenio Pacelli war knapp zwölf Stunden zuvor zum Papst gewählt worden. Damit muß auch ein Kardinal erst fertig werden. Nachfolger Petri werden – Stellvertreter Christi auf Erden – dem Diesseits fast entrückt ... In fünf Tagen sollte im Petersdom die feierliche Krönung stattfinden.

Aber eine Tatsache blieb zurück: Der erste Arzt, den der neue Papst hatte rufen lassen, war Dr. Galeazzi-Lisi gewesen. Es konnte von niemandem anders ausgelegt werden als mit der Tatsache: Der Arzt des neuen Papstes heißt Galeazzi-Lisi. Selten zuvor in der Geschichte haben solche Zufälligkeiten einem Arzt zu steiler Kariere verholfen. Und selten zuvor hat ein Arzt mit eiskaltem Kalkül das Vertrauen seines Patienten so ausgenutzt wie er. Freilich: Die Demaskierung dauerte lange. Genau gesagt: neunzehn Jahre. Sie war dafür desto makabrer. Dies alles klingt unwahrscheinlich, unglaublich. Gewiß: Die vatikanischen Archive haben nur Bruchstücke des Arzt-Patienten-Verhältnisses Dr. Galeazzi-Lisi und Pius XII. freigegeben. Dafür gaben die Akten der römischen Gerichte einen Steckbrief über die Taten und Untaten eines Arztes, für den letzten Endes nur eine Überlegung galt: Geld!

Es ist bis heute noch nicht geklärt, wer an jenem 2. März 1939 Dr. Galeazzi-Lisi anrief. Es spielt auch keine Rolle. Die Hektik, die in jenen Tagen zwischen der Papstwahl und der Krönung herrschte, macht es verständlich, daß niemand dieser Frage besondere Bedeutung zumaß.

Die Frage muß ganz anders gestellt werden: Wer hatte unbegrenzten Einfluß auf den Papst? Einen Einfluß, der nicht Fragen der Dogmatik und der Kirchenpolitik betraf, sondern die einfachsten alltäglichen menschlichen Probleme, denen auch der 262. Nachfolger Petri, der Stellvertreter Christi auf Erden nicht ausweichen konnte?

Die Antwort darauf mag überraschend klingen, fast rätselhaft, genauso rätselhaft, wie die Persönlichkeit des Papstes vielen war und blieb – noch über seinen Tod hinaus. Es war kein kluger Kardinal der römischen Kurie. Es war »das Mädchen im Vorzimmer«. Dies soll nicht despektierlich klingen. Es hat auch nichts mit dem Typ der perfekten Chefsekretärin zu tun. Aber hier ist die Schlüsselfigur: eine Deutsche, eine Schwester aus dem Orden der Franziskanerinnen, mit bürgerlichem Namen Lehnert, mit ihrem Ordensnamen Schwester Pasqualina.

Es gibt viele Erzählungen darüber, wie der Papst, als er noch Eugenio Pacelli hieß, mit Pasqualina zusammentraf. Sie selbst gab gegenüber Prinz Konstantin von Bayern folgende Schilderung: »Es war im Jahre 1915. Damals war Papst Pius XII. noch Nuntius in München. Er besuchte eines Tages das Mutterhaus meines Ordens, des Ordens der Franziskanerinnen, in Altötting. Er fragte die Oberin: ›Haben Sie keine Schwester, die mir den Haushalt in der Nuntiatur zu führen versteht?‹ ›Monsignore‹, antwortete die Oberin, ›ich könnte Ihnen Schwester Pasqualina geben. Sie ist zwar Lehrerin, aber wenn Sie es mit ihr versuchen wollen?‹«

Eugenio Pacelli versuchte es. Schwester Pasqualina wurde ihm zur unentbehrlichen Hilfe, zuerst in München, dann in Berlin und schließlich in Rom, als er zum Kardinalstaatssekretär avancierte.

Der Weg zum Nuntius, zum Kardinalstaatssekretär –und letzten Endes zum Papst führte über diese einfache Ordensfrau, über die Schwester Pasqualina. »Was sie in die Hand nimmt«, sagte ein Kardinal, »das ist bestens aufgehoben, ist schon so gut wie gemacht.«

Zu wem Schwester Pasqualina Vertrauen schöpfte, zu dem hatte es auch der Nuntius, der Kardinalstaatssekretär, der Papst. Vor allem und nicht zuletzt auch dann, wenn es darum ging, sich einem Arzt anzuvertrauen, sich in seiner so ganz unpäpstlichen menschlichen Unvollkommenheit zeigen zu müssen. Die Prüderie Pius XII. schien so gar nicht zu der Brillanz des Intellekts dieses Menschen zu passen.

Kein Zweifel, daß Pacelli Schwester Pasqualina an jenem Sommertag des Jahres 1938 von Dr. Galeazzi-Lisi erzählte, als ihn das Staubkorn in jene Praxis führte. Fast ebenso sicher scheint es, daß sich Schwester Pasqualina an jenem 2. März 1939, als die Schmerzen im Arm des Papstes nach dem Sturz in der Sixtinischen Kapelle nicht nachließen, sich jenes Galeazzi-Lisi erinnerte.

Natürlich sorgte Galeazzi-Lisi dafür, daß es sich in Rom herumsprach, wen der neugewählte Papst anrief, als er einen Arzt brauchte. Und natürlich ahnte er, welche Rolle Schwester Pasqualina spielte. Er gewann ihr Vertrauen, gab sich zurückhaltend, sprach von der »göttlichen Vorsehung«, die mit dem lächerlichen Staubkorn ein Zeichen zu setzen schien. Es gab Zehntausende von Ärzten in Rom. Warum wohl geschah es in der Via Sistina, einen Steinwurf weit von dem Haus Nr. 4 entfernt?

Die Karriere Dr. Galeazzi-Lisis hatte begonnen. Es stand ihr im Vatikan nichts mehr im Wege. So unwahrscheinlich dies klingen mag, die Tatsachen sind unleugbar:

Pius XII. verlieh dem Mediziner ein halbes Dutzend Titel, der Arzt wurde Major der Päpstlichen Garde, Oberster Arzt des Vatikans, Mitglied der päpstlichen Akademie der Wissenschaften, der 70 der berühmtesten Gelehrten der Welt angehörten. Um nur ein Beispiel zu nennen: Sir Alexander Flemming, Entdecker des Penicillins.

Für Pius XII. waren die nächsten fünfzehn Jahre weniger geruhsam als für den Leibarzt Dr. Galeazzi-Lisi. Krieg, Bombardierung Roms, Ermordung von über '300 italienischen Geiseln in den Steinbrüchen unweit der Via Appia Antica, Mussolinis Ermordung, Amerikaner in Rom – Auseinandersetzungen und Ereignisse, die bis heute das Bild Pius XII. in der Geschichte in ein schillerndes Zwielicht getaucht halten. Dr. Galeazzi-Lisi hatte im Vergleich dazu ein bequemes Leben als Leibarzt. Pius XII. war bis ins hohe Alter von ernsthaften Krankheiten verschont geblieben. So zartgliedrig und schmal er auch aussah, so zäh hatte er die Wechselfälle seines Lebens überdauert. Als Kind hatte er eine leichte Tuberkulose überwunden. Später, als Nuntius und Kardinalstaatssekretär, vor allem aber seit seiner Wahl zum Papst, litt er öfter unter Erschöpfungszuständen. Verständlich bei einem Mann, dessen Arbeitstag oft zwanzig Stunden währte. Aber er war hart zu sich selber, schlief während des Weltkriegs oft auf dem kahlen, harten Boden – wie unzählige Gefangene in den Lagern des Todes, wie Hunderttausende von Ausgebombten zwischen den Ruinen ihrer Häuser. Fast ständig spürte er einen leichten Druck im Magenbereich, er nahm ihn nicht ernst. Nein – für Ärzte, weder für seinen Leibarzt Dr. Galeazzi-Lisi noch für Spezialisten – war bei ihm und an ihm wenig zu tun.

Dies hing freilich auch mit der fast puritanischen Scheu Pius XII. zusammen, sich von einem Arzt untersuchen zu lassen, seinen Körper entblößen zu sollen, ihn von den Händen eines Arztes berühren zu lassen. Und es hing aber auch mit der spartanischen Härte gegen körperliche Schmerzen zusammen, die er im Gebet, durch Arbeit, durch einen Zwanzig-Stunden-Tag zu betäuben und zu vergessen versuchte. Man muß es auch psychologisch sehen – anders wäre es bei einem Menschen von dieser Intelligenz nicht erklärbar. Er, ein Souverän, der über ein Reich herrschte, das nicht von dieser Welt war, jenseitig und unvergänglich, abstrahierte sich selber von seinem so diesseitigen und vergänglichen Körper. Bewundernswert auf der einen Seite – gewiß. Aber eine Einstellung, die eines Tages sich als Fata Morgana zur trügerischen Illusion verwandeln mußte.

»Päpste haben das Vorrecht, lediglich an einer einzigen Krankheit zu leiden, nämlich an derjenigen, die zum Tode führt. Solange sie nicht sterben, sind sie immer gesund.« Dieser kategorische Imperativ des Kardinals La Palma war die Leitlinie vieler Päpste.

Dr. Galeazzi-Lisi war schlau genug, dies zu erkennen – und seine Rolle als Leibarzt dementsprechend zu spielen. Keine körperliche Untersuchung, keine Enthüllung des Körpers eines Mannes, der dies wie eine Entweihung empfinden mußte. Was demzufolge blieb, war ein Titel: Leibarzt des Papstes. Und der war Gold wert. Die ärztlichen Funktionen? Sie blieben lächerliche Kleinigkeiten: Diät-Vorschläge, wenn die Verdauung des Papstes nicht funktionierte. Kamillentee gegen seine Schlaflosigkeit, die zu einem immer größeren Problem wurde. Beruhigungsmittel und Vitamine gegen die Erschöpfungszustände, Antibiotika bei Erkältungen.

Die eigentliche Bewährung für den Leibarzt kam erst nach 14 Jahren, im Herbst 1953. Jetzt schien der Papst am Ende seiner physischen Kraft. Zwei Stunden Schlaf – mehr fand er keine Nacht mehr. Der 77-jährige war fast zum Skelett abgemagert. Nun war es nicht mehr damit getan, daß er ein mechanisches Pferd hatte konstruieren und im Badezimmer des Papstes aufstellen lassen, um ihm zu raten, sich täglich Bewegung zu verschaffen. Heute würde man sagen, sich fit zu trimmen. Nun war es auch damit nicht mehr getan, die Gefahr einer bakteriellen Ansteckung des Papstes bei den Audienzen, bei denen Tausende seinen Fischerring küßten, dadurch zu vermindern, daß er einen motorbetriebenen Zerstäuber mit Desinfektionsmitteln im Badezimmer des Papstes installieren ließ.

Jetzt wurden Arzt und Patient ernsthaft gefordert. Es ging nicht nur um die Substanz des Papstes, sondern auch um die Qualifikation des Leibarztes. Gleichgültig, ob er nun selber aktiv würde oder mehr in beratender Funktion nach einem Spezialisten sich umsehen wollte. Es ist typisch, daß ein Arzt wie Dr. Galeazzi-Lisi den zweiten Weg wählte.

Auch hier spielt der Zufall eine Rolle. Der Leibarzt des Papstes hatte sich in den langen Jahren seit seiner Ernennung mit dem Problem der Verjüngung beschäftigt. Für viele Schulmediziner war dies nicht nur eine fragwürdige Theorie, sondern ihnen galt sie schlicht und einfach als unseriös, als Scharlatanerie, als unverantwortlich. Die Zellulartherapie hatte noch nicht den Segen der »Päpste der Medizin« erhalten. Wer sich mit ihr beschäftigte, galt den konservativen Ärzten als fragwürdiger Außenseiter.

An der Spitze dieser fragwürdigen Außenseiter stand der Schweizer Arzt Dr. Paul Niehans, eine Zeitlang evangelischer Theologe, Abkömmling einer illegitimen Liaison zwischen Kaiser Friedrich III. und einer schönen Bürgerstochter mit Namen Kaufmann. Genügte diese Herkunft und dieser Berufswechsel nicht schon allein, um die Schulmediziner hinter den Namen Niehans ein großes, ja ein riesiges Fragezeichen setzen zu lassen?

Dr. Galeazzi-Lisi wählte den indirekten Weg über Schwester Pasqualina, sprach mit ihr über die Forschungen des sowjetrussischen Professors Bogomoletz und über die Frischzellentherapie des Schweizer Professors Niehans in Clarens am Genfer See. Er zeigte ihr Fotos des Schweizer Professors. Er legte ihr Krankengeschichten vor, die bewiesen, daß Niehans bei Schlaflosigkeit und bei anderen Alterserscheinungen erstaunliche Erfolge erzielt habe.

Seine indirekte Taktik war richtig. Papst Pius XII. erklärte sich bereit,. Professor Niehans kennenzulernen. Er sah sich die Fotos an. Ein Gesicht, das Vertrauen einflößte. Ein Mann, nur sechs Jahre jünger als er selber. Daß Niehans evangelisch war, ja einige Jahre als evangelischer Pastor tätig gewesen war – so engstirnig war ein Mann wie Pius XII. nicht, um zu sagen: »Nur ein katholischer Arzt darf das Oberhaupt der römisch-katholischen Kirche behandeln.«

Ein Zufall, allerdings etwas geplant, machte den Anfang. Im Herbst 1953 gab Wilhelm Furtwängler, der Dirigent der Berliner Philharmoniker, in Rom ein Konzert. Werke von Beethoven standen auf dem Programm des Dirigenten, der zu den berühmtesten der Welt jener Jahre zählte. Beethoven war auch des Papstes Lieblingsmusik. Oft ließ er sich von Schwester Pasqualina weit nach Mitternacht, wenn ein überlanger Arbeitstag zu Ende war, noch Schallplatten mit Musik von Beethoven, dirigiert von Furtwängler und seinem Orchester, auflegen. Schlafen konnte er ohnedies kaum mehr.

Schwester Pasqualina wußte von dem Auftreten Furtwänglers in Rom. Der italienische Rundfunk übertrug das Konzert. Der Papst hörte es an. Einen Tag später empfing er den Dirigenten, den er schon in seinen Jahren als Nuntius in Berlin kennengelernt hatte, in Privataudienz.

Bei dieser Audienz erfuhr der Papst, daß Furtwängler nur noch Dank der Frischzellenbehandlung durch Professor Paul Niehans in der Lage war, ein Konzert zu geben. Er erfuhr auch, daß Furtwängler das Ehepaar Niehans nach Rom eingeladen hatte – eine Geste der Dankbarkeit. Denn 1945 stand auch der Name Furtwängler auf der Liste der Personen, die von den amerikanischen Besatzungsbehörden gesucht wurden wegen ihrer allzu engen Beziehungen zum einstigen nationalsozialistischen Regime.

Furtwängler entzog sich seiner Verhaftung durch die Flucht in die Schweiz. John Knittel, der Schweizer Schriftsteller, weltweit bekannt geworden durch seinen Roman Via Mala, hatte Dr. Niehans bewegen können, Furtwängler in seiner Klinik in Vevey am Genfer See aufzunehmen. Mehr als ein Jahr währte das Asyl für den Dirigenten in der Schweiz. Um ganz sicher zu gehen, quartierte Niehans Furtwängler in seiner Privatvilla im La Tour de Peilz, einem kleinen Ort zwischen Vevey und Clarens, ein.

Die Emigration Furtwänglers ging zu Ende, seine Dankbarkeit gegenüber Paul Niehans nie. Aus jenen Jahren wußte Furtwängler mehr als mancher andere von dem neuen medizinischen Weg des Schweizer Arztes, von der Frischzellentherapie. Er hatte

Tausende von Krankenberichten gelesen und hatte die Wirkung dieser Therapie auch an sich selber erfahren.

Merkwürdige Umwege, die letzten Endes dazu führten, daß Furtwängler während seiner Privataudienz im Herbst 1953 dem Papst dringend riet, sich wegen seiner alarmierenden Schlaflosigkeit mit Dr. Niehans in Verbindung zu setzen. Zumal der Zufall es wolle, daß sich Dr. Niehans in Rom aufhalte, weil er ihn eingeladen habe.

Der Papst antwortete nicht sofort. Er ließ sich Niehans' römische Adresse geben: Hotel Halder. Es konnte eine Höflichkeitsfloskel sein, es könnte aber auch der ernsthafte Wille dahinter stecken, Niehans wirklich zu konsultieren.

Dr. Galeazzi-Lisi riet dem Papst, das Gespräch zu führen. Gleichgültig wie es enden würde – seine Stellung als Leibarzt konnte es nicht gefährden.

Gesetzt Fall 1: der Papst würde sich einer Frischzellentherapie nach Niehans' Vorstellungen unterziehen, hatte er dazu immerhin den Rat gegeben. Hatte sie Erfolg, um so besser für ihn. Hatte sie keinen Erfolg, konnte ihm keiner einen Vorwurf machen. Er war ja nicht dabei. Fall 2: Verliefe das Gespräch zwischen dem Papst und Niehans ohne Ergebnis, konnte man ihn noch weniger zur Rechenschaft ziehen.

Entscheidender als das Zureden Galeazzi-Lisis war für Pius aber die positive Einstellung seiner »Perle«. Schwester Pasqualina war alles andere als nur die, die den päpstlichen Haushalt in Ordnung zu halten hatte. Sie las viel, sie informierte sich über alles, was ihr – und ihr vor allem in Beziehung zu der Fürsorge zum Papst – wissenswert zu sein schien.

So erhielt Professor Niehans am 12. Oktober eine Nachricht im römischen Hotel Halder, daß der Papst ihn am 14. Oktober 1953 zur Privataudienz in der päpstlichen Sommerresidenz Castel Gandolfo, etwa 40 Kilometer südlich von Rom, erwarte. Das Gespräch verlief ohne Ergebnis. Es mußte ohne Ergebnis enden. Niehans forderte vom Papst, wenigstens eine Woche völlige Ruhe einzuhalten. Keine Audienzen, weder öffentliche noch private. Keine Gespräche mit Kardinälen. Totales Abschalten. Wenigstens eine Woche lang.

Niehans sah hier in Castel Gandolfo seine große Chance: Seine Methode am prominentesten Patienten der Welt zu demonstrieren. Den Anfeindungen weiter medizinischer Kreise einen endgültigen Riegel vorzuschieben. Aber die Voraussetzung erreichte er nicht:

Voraussetzung Nr. 1: Es gab Hinweise auf eine Infektion.

Voraussetzung Nr. 2: Die Mattigkeit des Papstes hatte zu Milchsäure geführt. Sie konnte bei Frischzellen-Injektionen unkontrollierbare und gefährliche Nebenerscheinungen auslösen. Bei der Behandlung des Papstes aber zu versagen – mußte es nicht der Frischzellentherapie, seiner, Niehansschen Frischzellentherapie angelastet werden? Die Audienz endete aber nicht ohne Hoffnung für Niehans. Der Papst glaubte an die Wirkung von Frischzellen und sagte zu, er werde mit Niehans wieder Kontakt aufnehmen, wenn er die Voraussetzung »Ruhe« versprechen könne.

Zwei Tage später fuhr Dr. Niehans von Rom ab. Er war einer Verführung entgangen. Er hätte dem Papst Frischzellen einspritzen können. Er hatte dieser Versuchung widerstanden. Er hatte bei einem Patienten, der Pius XII. hieß, nicht anders gehandelt als bei jedem anderen, der in seine Klinik kam. Wenn Pius XII. bereit sein sollte, die Forderung »Ruhe« zu akzeptieren, für eine Woche wenigstens, besser für zwei, war er, Niehans, bereit, die Verantwortung für die Therapie zu übernehmen.

Nun blieb ihm nur, auf diese Bereitschaft des Papstes zu warten . . .

Was aber gab Dr. Niehans diese Gewißheit? Er hatte sich mit dem Papst nur unterhalten. Er hatte ihn nicht untersucht. Er besaß kein Blutbild. Er kannte nur die äußeren Erscheinungen: ein Mensch, erschöpft, sehr abgemagert, ohne Schlaf. Mehr wußte er nicht. Und war dennoch sicher, daß er helfen könne.

Ein Jahr später würde Dr. Niehans härtesten Vorwürfen ausgesetzt sein, würde er sich den Vorwurf gefallen lassen müssen, leichtfertig gehandelt zu haben. Noch war es nicht soweit.

Worauf aber basierte diese Gewißheit des medizinischen Außenseiters Dr. Niehans? Gewiß: Er war viele Jahre Chirurg gewesen, hatte sich dann jedoch entschlossen, einen neuen Weg zu gehen, den Weg der Zellulartherapie, einen – damals wie heute – umstrittenen Weg. Der böse Ruf der Geschäftemacherei haftete ihn an.

Aber hatte ein Mann von 71 Jahren – so alt war Niehans, als er durch die herbstliche Oktobernacht 1953 von der Papstaudienz durch Italien Richtung Genf zurückfuhr – noch nötig, sich diesen Fragwürdigkeiten preiszugeben?

Niehans hatte zwar ein Schlafwagenabteil, aber er blieb hellwach. Über 20 Jahre Erfahrung mit Frischzellenbehandlung spulten sich in einem Minutenfilm vor ihm ab:

Das Jahr 1931, Schauplatz Bern, 31. März. Er sah alles genau vor sich.

Aber zuvor fiel ihm ein Satz ein, den er auf ein Blatt Papier geschrieben hatte, das er an die Wand über seinen Schreibtisch heftete. Es war ein Satz des großen Arztes des Altertums: Hippokrates.

»Der Arzt hat nur eine Aufgabe, zu heilen. Und wenn ihm das gelingt, ist es ganz gleichgültig, auf welchem Wege es ihm gelingt.«

Damals war er Chirurg. Ein Chirurg schneidet, operiert kranke Teile aus dem Körper heraus. Für Niehans hatte der Satz von Hippokrates eine andere Bedeutung. Sie wurde ihm exakt an jenem 31. März bewußt. In den Zeitungen jener Tage war Unglaubliches zu lesen: Professor Piccard erreichte mit seinem Stratosphärenballon eine Höhe von über 16 Kilometern, in New York stieg das höchste Gebäude der Welt 381 Meter in den Himmel hinein, ein neuer Planet war entdeckt: Pluto, der unsichtbar um die Sonne kreist. Es gab auch andere Rekorde: 10 Millionen Arbeitslose in den USA, fünf in Deutschland.

Viele Forscher beschäftigten sich in jenen Jahren nach dem Ersten Weltkrieg mit dem Problem, das Niehans später so formulierte: »Mein Anliegen war, gestörte Drüsenfunktionen durch die Verpflanzung korrespondierender oder ihnen entsprechender Drüsen zu revitalisieren, sie also wieder auf volle Leistung zu bringen. Mich störte jedoch, daß überpflanzte Tierdrüsen, wenn sie auf operativem Weg einem Patienten übertragen worden waren, nach einiger Zeit abstarben und damit die meist deutlich erkennbare Regeneration im kranken Organismus wieder hinfällig wurde. Dazu kam, daß die Wirkung zeitlich niemals bestimmt werden konnte. Die Fristen pendelten zwischen einer Woche und vier, in einzelnen Fällen vielleicht sechs Monaten.«

Der Zufall führte ihn auf einen neuen Weg, besser gesagt: eine Notlage. An jenem 31. März war einem jungen Chirurgen bei einer Kropfoperation ein Kunstfehler unterlaufen. Er hatte die Nebenschilddrüse der Patientin verletzt. Die Folge: eine schwere postoperative Tetanie und Krämpfe.

Chefarzt Professor de Quervain sah nur eine Möglichkeit: Transplantation einer Nebenschilddrüse – und kannte nur einen, dem er sie zutraute, Professor Dr. Niehans. Nebenschilddrüsen regulieren den Kalziumghalt des Blutes. Fehlen sie, sind sie verletzt, kommt es zu heftigen Krämpfen, zur Tetanie, die in den meisten Fällen tödlich endet. Niehans fuhr in den Schlachthof von Clarens bei Montreux, ließ ein Kalb schlachten, entnahm ihm die Epithelkörperchen, fuhr in die Klinik. Aber er erkannte, sofort, als er die Patientin sah, daß eine operative Transplantation nicht mehr möglich war. Die Kranke würde ihm unter den Händen wegsterben, wenn er es wagen würde. Was tun? Man mag das, was Niehans tat, Intuition nennen. Er konnte es später selber nicht erklären. Mit einer chirurgischen Schere zerkleinerte er die Kalbsdrüse, stellte mit Hilfe einer Kochsalzlösung eine Aufschwemmung her und saugte diese Lösung mit einer Spritze auf. Er machte einen kleinen Einschnitt über der Brust der Patientin und spritzte die Lösung ein. Fassungslos sah ihm Professor de Quervain dabei zu. Der Atem stockte ihm. Was hier geschah, war ungeheuerlich – in den Augen eines Mediziners der herkömmlichen Schule. Mußte nicht fremdes Protein, in einen Körper eingespritzt, unweigerlich eine tödliche allergische Reaktion, einen sogenannten letalen anaphylaktischen Schock zur Folge haben? Praktizierte Dr.

Niehans hier nicht eine neue Methode des Gnadentodes?
Quälende Minuten. Niehans stand regungslos vor dem Bett der
Patientin. Er fühlte die großen Augen des Chefarztes auf sich
gerichtet, anklagend, drohend, verdammend. Er aber blieb
merkwürdigerweise ruhig. Es sah wenigstens so aus. Und atmete
zum ersten Mal tief auf, als er sah, wie die Krämpfe der Frau
nachließen, schwächer wurden, schließlich ganz aufhörten.

Mit dieser intuitiven Methode war – wenigstens in den Anfängen – die Zellulartherapie geboren, auch wenn dieser Begriff
erst zwanzig Jahre später entstand. Niehans nahm Abschied
von der Chirurgie, sah nur eine Aufgabe: Das Versagen menschlicher Drüsen, die Erschöpfung menschlicher Zellen durch
Injektionen frischer Aufschwemmungen entsprechender tieri-
scher Drüsen oder Zellen zu beheben. Das Wort »Verjüngung«
vermied er, ja er haßte es wie die Pest. Es war noch zu viel
zu erforschen, es standen noch zahllose Fragen vor einer
Antwort, die es zu finden galt . . .

Der Zug fuhr durch die Nacht von Rom Richtung Genf.
Niehans fand keinen Schlaf. Das Krankenblatt jener Patientin
vom 31. März 1931 war der Anfang. Er wußte auswendig,
was er hier geschrieben hatte:

Frau B.F., geboren 1884, schwere Tetanie nach Kropfoperation.
Professor der Quervain, Bern, überwies sie mir als Notfall.
Der Blutkalkspiegel war auf 0,078 g pro Liter gesunken. Behandlung: Einspritzung frischer Nebenschilddrüsen. Resultat: geheilt
und arbeitsfähig. Beobachtungszeit: 22 Jahre.

22 Jahre – und wohin hatten sie ihn geführt – ihn, Professor
Dr. Paul Niehans? Für die Schulmediziner galt er noch immer
als Außenseiter. Doch neben ihrer Verdammung stand der
Dank Tausender von Patienten, unter ihnen Namen, die die
Welt kennt. Nun kehrte er zurück von einem anderen, der
bereit war, sich ihm anzuvertrauen: Pius XII.

Ein anderes Jahr stieg aus der Vergangenheit: 1949.

»Anfang 1949 begann ich, mich nach einer geeigneten Kon-
servierungsmethode für die von mir therapeutisch verschrie-
benen Frischzellen umzusehen. Ich wollte die Zellen auch
den Patienten zukommen lassen, die nicht zu mir nach Clarens

reisen konnten. Ich wollte mich überdies aus der unmittelbaren Bindung an den Schlachthof lösen und wollte vor allem die Sicherheit haben, zwischen Organentnahme auf dem Schlachthof und der Zellinjektion am Bett des Patienten eine Sterilitätskontrolle einzuschalten.

So erprobte ich 1949 zunächst einige eisgekühlte Zellen im Selbstversuch; starke toxische Reaktionen traten auf. Wie durch ein Wunder entging ich der Selbstvergiftung. Im Herbst 1949 wurden durch Anwendung des Gefriertrocknungsverfahrens die ersten konservierten Zellen gewonnen, die therapeutisch wirksam blieben.

Die Gefriertrocknungsmethode ist das beste Verfahren, um Zellgewebe schonend zu konservieren. Durch sie werden die verschiedensten homoplastischen Gewebe über Jahre hinweg transplantationsfähig erhalten. Nicht zuletzt, weil eben die Zellstrukturen so gut erhalten werden, ist die Gefriertrocknung eine in der histologischen Technik durchaus gebräuchliche Methode. Es ist also durchaus berechtigt anzunehmen, daß durch die sachgemäße Gefriertrocknung das therapeutisch wirksame Medium der Frischzellen erhalten bleibt. Ich gehöre nicht zu den Menschen, die heute erklären, daß das, was sie vor zehn oder zwanzig Jahren mitteilten, überholt sei. Ich wiederhole nur immer wieder, daß auch heute die Entwicklung der Zellulartherapie noch nicht abgeschlossen ist. Wir suchen noch immer. Wir fahnden nach dem besten Weg. Es gibt in der beruflichen Funktion des Arztes und Wissenschaftlers ein ständiges Auf und Ab, ein Pro und Contra. Das Ganze aber bleibt.«

So hatte Niehans seinen Weg in einem Vortrag auf dem Therapiekongreß in Karlsruhe 1954 skizziert.

Der Zug fuhr durch die Nacht. Niehans dachte an die sechstausend Ampullen mit konservierten Zellen, die er erprobt hatte. Er kannte jede einzelne Krankengeschichte. Und war sicherer als je zuvor, daß er Pius XII. würde helfen können. Wenn der Anruf kommen sollte: Er war jederzeit bereit . . .

Vor einem Jahr, am 21. November 1952, hatte er seinen 70. Geburtstag gefeiert. 31 Jahre seines Lebens gehörten der Zelltherapie. Schien sich die Sperre der Wissenschaftler der Schulmedizin einen Spalt weit geöffnet zu haben? Eine einzige Ehrung schien darauf hinzeudeuten. Die Universität Tübingen ernannte ihn, den medizinischen Außenseiter, zum Ehrensenator der Eberhard-Karls-Universität. Der damalige Rektor, der Theologe Professor Dr. Thielecke, überreichte Niehans die Urkunde in seinem Haus »Sonnenhof« am Genfer See. Professor Dr. Nietschke, Dekan der medizinischen Fakultät der Universität Tübingen, würdigte in einer Ansprache Niehans' Verdienste als Arzt und Wissenschaftler.

Es hatte lange gedauert – bis zu seinem 70. Lebensjahr. Aber es war nur eine Stimme der Anerkennung – und es gab Dutzende von Universitäten, für die er, Niehans, noch immer der Außenseiter war, blieb und wohl auch bleiben würde. Für einen Wissenschaftler, als den sich Niehans immer fühlte, eine schmerzliche Erkenntnis. Aber nicht so schmerzlich, daß sie ihn mit Resignation erfüllte.

Gedanken und Erinnerungen einer Nacht im D-Zug von Rom nach Genf, in einem Schlafwagenabteil I. Klasse.

Schlaf? Niehans dachte an den Mann in Rom, der nicht mehr schlafen konnte.

Er wird wieder schlafen können. Ich weiß, ich werde ihm helfen können. Aber einen kleinen Teil muß er auch selber dazu beitragen . . .

Viele, die Dr. Paul Niehans kannten, rühmten ihm nach, daß nichts und niemand ihn aus der Ruhe bringen konnte. Ein Mensch, der »in sich selber ruht« – so seine Charakteristik. Doch nach der Rückkehr aus Rom war eine merkwürdige Unruhe in ihm. Ungeduldiger als sonst erwartete er jeden Tag in seiner Villa Sonnenhof die Post. Öfter als sonst blickte er zum Telefon. Es kamen Berge von Post, doch die er erwartete, war nicht darunter. Das Telefon läutete Hunderte Male am Tag, doch der eine Anruf war nicht dabei. Die Wochen vergingen, der Herbst war vorbei. Tief verschneit leuchteten die Berge zu den Ufern des Genfer Sees herüber.

Was Dr. Niehans bewog, wenige Tage vor Weihnachten an den Papst zu schreiben, anzufragen, ob er jetzt bereit sei, sich seiner Behandlung anzuvertrauen, wird für immer eine Frage der Spekulation bleiben. Niehans ist niemals einem möglichen Patienten »nachgelaufen«. Er hatte es nicht nötig. Auch die Mächtigen dieser Welt und die Berühmten, Politiker, Filmstars, Dirigenten, kamen zu ihm oder baten ihn, sie aufzusuchen, in Indien, in England, in Amerika. Möglich, daß echte Besorgnis um die Gesundheit des greisen Papstes Niehans veranlaßte, etwas zu tun, was ihm nicht ein zweites Mal nachgewiesen werden kann. Möglich aber auch, daß er in der Persönlichkeit des Papstes die einmalige Chance sah, aus dem Zwielicht zwischen Mediziner und Außenseiter endgültig herauszutreten. Warum sollte es ihm einer übelnehmen?

Die Antwort, die aus Rom von Dr. Galeazzi-Lisi kam, war kurz. Sie enthielt nichts als die Mitteilung, daß der Papst von Tag zu Tag schwächer, magerer und blasser werde – und nach wie vor an seiner Schlaflosigkeit leide.

Enttäuscht legte Dr. Niehans den Brief zur Seite. Er zog den einzig zutreffenden Schluß aus den kalten, sachlichen Zeilen des Leibarztes: Der Papst war nicht bereit, sich einer Zellularkur zu unterziehen. Dr. Niehans verbrachte das Weihnachtsfest nicht in eben gehobener Stimmung. Obwohl seine Klinik »La Prairie« über einem Hügel am Genfer See bis auf das letzte Zimmer besetzt war. Obwohl auf seinem Schreibtisch – einem langen, massiven Louis-quatorze – die Briefe sich türmten, Anmeldungen für eine Kur bei Niehans. Geld spielte keine Rolle – weder für Niehans, noch weniger für jene, die sich um einen Platz in »La Prairie« bemühten.

So begann das neue Jahr. Ein mürrischer Niehans begrüßte es nicht besonders guter Laune ...

Die vatikanischen Mauern waren wie eh und je eine Barriere des Schweigens. Nichts drang über sie hinaus, was nicht hinausdringen sollte. Doch jedem, der Pius XII. in den vergangenen drei Monaten gesehen hatte – bei einer der zahlreichen Audienzen, beim sonntäglichen Segen von der Brüstung seines Arbeitszimmers aus im 3. Stock des Vatikanpalasts –, mußte der körperliche Verfall auffallen: das immer bleichere, durchsichtiger

werdende Gesicht, der mühsame Gang – ein Mensch voller
Schmerzen, 78 Jahre alt, der sich nur durch härteste Willens-
konzentration aufrechthielt. Später wurde bekannt, daß das
Gewicht des immerhin 1,82 Meter großen Papstes an dieser
Jahreswende 1953/54 nur noch knapp 110 Pfund betrug. Folge
der Schlaflosigkeit und der durch wirkungslose Schlafmittel
verursachten Magenverstimmungen.

Alle Versuche Schwester Pasqualinas, den Papst zur Schonung
zu überreden, blieben genauso ergebnislos wie Dr. Niehans beschwörenden Ermahnungen drei Monate zuvor. Sie beobachtete
den Verfall des Pontifex maximus aus nächster Nähe, jeden Tag,
jede Nacht. Die Kardinäle der römischen Kurie indes machten
sich insgeheim bereits mit der Frage des Nachfolgers vertraut,
die Ehrgeizigen unter ihnen nicht ohne gewisse Hoffnung. Auch
hinter den purpur-violetten Gewändern der höchsten Würdenträger der römischen Kirche gab es den Traum von der Macht,
der Größe und der Herrlichkeit. So brach der Morgen des
22. Januar 1954 an. In seinem Ablauf nicht anders wie jeder andere
Tag. Um 6 Uhr 30 stand Pius XII. auf, erhob sich von dem
eisernen, spartanischen Bett im einfachen Schlafzimmer. Wie
immer dauerte die Morgentoilette des Papstes im großen Badezimmer eine halbe Stunde. In der Privatkapelle las er die Messe.
Um acht Uhr Frühstück im Speisezimmer, etwas Milchkaffee,
etwas Toastbrot.

Dann im Aufzug hinunter in den zweiten Stock mit dem
offiziellen Arbeitszimmer und der fast endlosen Flucht größerer
und kleinerer Audienzsäle. Besprechungen mit Kardinälen, eine
Reihe von Audienzen. Überall kurze Ansprachen, verhaltenes
Lächeln auf dem bleichen, fast jenseitigen Gesicht. Alle Schmerzen
verdrängt.

Um 14 Uhr zurück in die Wohnung im dritten Stock. Leichtes
Mittagessen im Speisezimmer: Ein paar Löffel Cremesuppe,
ein paar Bissen Kalbfleisch, etwas Spinat. Zwei-, dreimal Nippen
vom Glas mit leichtem Rotwein. Dann der Versuch, sich im
Schlafzimmer etwas auszuruhen.

Und plötzlich überfällt den Papst ein Schluckauf, der nicht mehr
aufhört. Auch die Hausmittel, die der Papst von zu Hause her
kennt, helfen nichts: trockenes Brot, Luft anhalten.

Der Papst schleppt sich ins Arbeitszimmer, setzt sich an den Schreibtisch, um zu arbeiten, sich abzulenken. Der Schluckauf hört nicht auf, sein ganzer Körper brennt vor Schmerzen. Schwester Pasqualina alarmiert Dr. Galeazzi-Lisi. Der Leibarzt wohnt nicht im Vatikan, sondern immer noch in der Via Sistina Nr. 4.

Natürlich weiß Galeazzi-Lisi, wo die Ursachen für einen Schluckauf zu suchen sind: in Magenleiden, in Störungen des vegetativen und des Zentralnervensystems, in Gehirnzentren, die durch Arterienverkalkung negativ beeinflußt werden. Er diagnostiziert richtig: Man müsse erst im Magen die Ursache suchen. Ohne Röntgenuntersuchung natürlich unmöglich – mit der Notwendigkeit, eine Bariumfüllung des Magens vorzunehmen.

Der Papst weigert sich. Kein Röntgenapparat, keine Bariumfüllung. Schwester Pasqualina spricht mit Engelszungen, beschwört mit Tränen in den Augen. Das Nein bleibt endgültig. Die Scheu des Papstes vor allem Körperlichen ist auch jetzt noch unüberwindlich, trotz aller Schmerzen. Der Schluckauf nimmt kein Ende.

Eine furchtbare Nacht. Am anderen Tag müssen alle Audienzen abgesagt werden. Das Karussell der Gerüchte beginnt sich zu drehen. Aber eine offizielle Verlautbarung wird nicht gegeben. Mauern des Vatikans, Mauern des Schweigens. Zwanzig weitere furchtbare Tage und Nächte folgen dieser ersten vom 22. zum 23. Januar 1954. Der Schluckauf nimmt kein Ende. Der Magen des Papstes behält kein Essen, nicht einmal ein paar Bissen Toast. Was immer man von Dr. Galeazzi-Lisi halten mag, mit einem Patienten, wie es Pius XII. war, hätte es kein Arzt leicht gehabt. Doch dies entschuldigt nicht, was vier Jahre später den wohl größten Skandal auslöste, der in der Jahrhunderte alten Geschichte des Verhältnisses Arzt-Patient bekannt wurde. Vielleicht war es auch eine Art Instinkt des Mißtrauens, der Pius XII. bewog, Distanz von dem Manne zu halten, der zwar sein Leibarzt war. Den er auch akzeptierte, wenn es nur darum ging, Pillen und Tabletten zu schlucken, sich ein Staubkorn aus dem Auge entfernen zu lassen. Aber mehr nicht . . . .

Drei Wochen Schluckauf, der nicht aufhörte. Drei Wochen Qual für Pius XII. Keine Audienzen, totale Stille nach draußen. Die Gerüchte wucherten in Rom. Krebs, unheilbar. Magengeschwüre. Der Phantasie sensationslüsterner Journalisten waren keine Grenzen gesetzt. Die römischen Boulevardzeitungen machten mit ihren Schlagzeilen glänzende Geschäfte.

Schwester Pasqualina machte einen letzten verzweifelten Versuch und beschwor den Papst, es noch mit einem Arzt zu versuchen. Als Antwort erhielt sie ein Nicken des zu Tode Erschöpften und telegrafierte Sekunden später in die Schweiz. Adresse: Dr. Paul Niehans, Burier-la-Tour-de-Peilz. Hatte 30 Minuten später die Antwort in Händen: »Komme sofort. Niehans.« Es war der 11. Februar 1954.

Die schwarze Plymouth-Limousine mit dem Kennzeichen SCV brachte Professor Dr. Paul Niehans am späten Vormittag des 12. Februar 1954 direkt vom Rollfeld des römischen Flughafens in den Vatikan. Der erste Hauch des Frühlings hing über der Ewigen Stadt. Magnolien entfalteten zaghaft ihre Blüten. Keine Reporter am Flughafen, keine Fotografenblitzlichter. Die Geheimhaltung hatte funktioniert.

Die Schweizer Gardisten links vor dem Petersdom öffneten die Kette, salutierten, schlossen die Kette wieder vor dem Torbogen zur Vatikanstadt. Blinzelten gelangweilt in die Frühlingssonne. Der Weg durch die Fluchten der Gänge und Flure des vatikanischen Palastes schien kein Ende zu nehmen. Dann endlich öffnete sich die Tür zum Schlafzimmer des Papstes. Ein eisernes, spartanisches Bett, der Kleiderschrank, ein Sessel, ein Tisch. Niehans war zu Tode erschrocken, als er sich dem Papst zuwandte. Ein Gesicht, bleicher als das Bettlaken, das den Körper des Papstes bedeckte.

In Abständen von 20, 30 Sekunden zuckte der Kranke. Der Schluckauf, der seit drei Wochen kein Ende nahm. Leises Stöhnen. War der Papst überhaupt noch bei Bewußtsein? Dr. Galeazzi-Lisi stand hinter Niehans, gab einige Informationen. Die Worte drangen wie durch dichten Nebel an sein Ohr: » . . . sein Magen behält nichts mehr . . . ich versuchte künstliche Ernährung . . .«

Dies war der Punkt, an dem Niehans entschlossen war, zu kapitulieren. Nein, hier sollten Magen- und Darm-Spezialisten zu Rate gezogen werden . . . Er konnte die Verantwortung nicht übernehmen.

Zu spät! Vor vier Monaten, damals im Oktober 1953, ja, da hätte er, Niehans, noch eine Chance gesehen. Aber der Papst hatte die unabdingbare Voraussetzung nicht akzeptiert. Nun war es zu spät. Niehans sah auf das Bett, das weiße Laken, das weiße Gesicht. Er schien schon sehr, sehr weit weg von dieser Welt. Doch dann kamen kaum hörbar über die Lippen des Papstes die Worte:

»Es ist gut, daß Sie gekommen sind . . . ich vertraue Ihnen . . .»

Ein Menetekel? Ein Zeichen? Nein – Niehans gehörte nicht zu jenen, die daran glaubten. Da, in dieser Sekunde, war etwas ganz anderes geschehen: Ein Mensch, fast an der Grenze des Todes, hatte in einem kurzen lichten Moment ein Bekenntnis abgelegt, ein Glaubensbekenntnis. Und es hatte ihm, Niehans, dem Protestanten, dem Außenseiter unter den Medizinern gegolten.

Vergessen waren in dieser Sekunde die Bedenken, vergessen die Angst, hier noch helfen zu können. Pius XII., allergisch gegen Ärzte, allergisch gegen jede Berührung seines Körpers, hatte drei Worte gesagt:

»Ich vertraue Ihnen . . .«

Auch Dr. Galeazzi-Lisi hatte sie gehört. Er sagte nichts. Er machte nur eine Handbewegung.

Nach einer gründlichen Untersuchung, die der Papst zum ersten Mal schweigend, wie selbstverständlich, über sich ergehen ließ, stand für Niehans fest: Der unstillbare Schluckauf mußte von der Gastritis ausgelöst worden sein, die zu Blutgerinnseln im Magen geführt hatte. Ohne eine Röntgenaufnahme gemacht zu haben, stellte Niehans diese Diagnose. Sie sollte sich als richtig herausstellen.

Sicherheit in der Diagnose: Jahre später bestätigte sie Dr. Joachim Stein, ein Arzt in Heidelberg, ein Kenner der Persönlichkeit von Niehans, aber auch ein Skeptiker gegenüber seiner Zellulartherapie, in einem Interview mit dem amerikanischen Journalisten Patrick McGrady:

»Niehans wird von der akademischen Medizin nicht akzeptiert, weil er sich auf eine einfache, scheinbar naive Art ausdrückt. Und was seine Intuition betrifft, gehört er zu den besten Ärzten, denen ich in meinem Leben begegnet bin. Sie sollten ihn am Krankenbett sehen, wie er seine Diagnose stellt, wie er die Patienten behandelt. Er hat ein unglaubliches Fingerspitzengefühl. Mit ein paar Fragen findet er heraus, was los ist. Er hat einen klinischen Blick und kann aus dem Ausdruck und den Bewegungen des Patienten ausgezeichnete Schlüsse ziehen und zu einer Diagnose kommen.«

Dr. Galeazzi-Lisi bezweifelte die Diagnose von Dr. Niehans, gab zu bedenken, daß auch Magenkrebs bei dem schwerkranken Papst nicht auszuschließen sei. Seine Worte verhallten im Raum, Niehans schüttelte nur den Kopf. Und begann mit seiner Therapie . . .

Zuerst mit regelmäßiger Massage. Zehn Minuten lang, zweimal am Tag, massierte er die Brust des Papstes rechts oberhalb des Magens. Er verschrieb Medikamente zur Beruhigung des Magens, gegen die Gastritis. Schon an diesem ersten Tag der Behandlung verspürte der Papst eine leichte Besserung. Der Schluckauf war zwar nicht gebremst, aber die Intervalle wurden länger, die Perioden der Ruhe gaben Niehans und dem Papst Hoffnung. Der zweite Effekt war der wichtigste. Der Glaube des Papstes an Niehans wurde stärker. Zur Massage und zu Medikamenten kommt ein anderes, fast simples Mittel, das Niehans als Waffe gegen den Schluckauf einsetzt: Er gibt dem Papst Eiswasser zu trinken, in kleinen Schlucken, jede zweite Stunde einmal. Niehans weiß aus seiner jahrelangen Praxis, daß Eiswasser, sorgfältig dosiert, den Organismus des Menschen beruhigt. Besser als Beruhigungspillen, ungefährlicher als Drogen – vor allem bei einem Patienten, der 78 Jahre alt ist, der seinen Körper durch ein gigantisches Arbeitspensum über alle verantwortliche Grenzen hinweg pausenlos strapaziert hatte. Dies ist der eine Teil seiner Therapie, zu dem am zweiten Tag seiner Behandlung Niehans die erste Zell-Injektion wagte.

Wagen – es ist sicher ein falsches Wort. Seit jenem ersten Gespräch mit Pius im Spätherbst 1953 hatte Niehans überlegt und überlegt und überlegt. Als er nun gerufen wurde, vor allem wegen des Schluckauf, hatte er ein »Programm«. Er mußte versuchen, durch Injektionen von Aufschwemmungen der Magenschleimhaut und der Milz junger Schafe die schwächste Stelle des Papstes, den Magen, zu regenerieren, zu revitalisieren. Doch damit war nur das – wie es schien – anfälligste Organ des Papstes zu beeinflussen. Wichtiger war, den gesamten Organismus des Patienten zu kräftigen – nein, nicht zu verjüngen. Dieses Wort kam kaum jemals über Niehans' Lippen. Dieses Schlagwort las er zu häufig in den Berichten sensationslüsterner Journalisten. Aber er hatte weder die Zeit noch den Willen, auf jede dieser Schlagzeilen entsprechend zu reagieren.

Welche Zellinjektionen Niehans dem Papst gab – darüber schwieg er sich aus. Die ärztliche Schweigepflicht ging ihm über alles. Der Eid des Hippokrates war ihm oberstes Gesetz. Dennoch: Aus vielen Gesprächen, aus unbeabsichtigten Aussagen – oft viele Jahre später, längst nach dem Tod des Papstes gemacht – läßt sich vieles rekapitulieren.

Es besteht kein Zweifel, daß Niehans dem Papst Leber-, Magen- und Hodenzellen injizierte.

In einem Gespräch mit dem amerikanischen Neurochirurgen Harvey Williams Cushing, Professor an der amerikanischen Universität in Yale, sagte Niehans:

»Ich gab ihm Hypothalamus und Placenta – sowie andere Zellen, über die ich nie sprechen werde. Ich gab Pius mein Wort und werde es halten.«

Die Anwesenheit von Niehans ließ sich nicht geheimhalten. Reporter umlagerten die Vatikanstadt. Die Gerüchte wucherten. Und es gab auch nicht wenige Stockkonservative, nicht nur in den Reihen der Kurie, die nicht verstehen konnten oder wollten, daß ein Protestant, ja sogar ein ehemaliger evangelischer Pastor, das Oberhaupt der katholischen Kirche behandelte – von den Methoden, umstritten wie eh und je, ganz zu schweigen. Den Papst kümmerte es nicht, er hatte Vertrauen zu Niehans, jetzt mehr denn zuvor, als sich der hartnäckige Schluckauf von Tag zu Tag besserte. Aber noch stand die bange Frage im Raum: Wie würde der Papst auf die Zell-Injektionen reagieren? Noch immer mußte er künstlich ernährt werden. Noch immer wurden die Nächte wegen der Schlaflosigkeit zur ständigen Qual.

Um jederzeit in der Nähe des Papstes zu sein, Tag und Nacht, quartierte sich Niehans im Vatikan ein, im Audienzsaal, der neben dem Arbeitszimmer des Papstes lag, ließ ein Notbett dort aufschlagen, ohne zu ahnen, welche neue Flut von Gerüchten er damit auslösen würde.

Die Römer wußten, daß in diesem Audienzsaal der Papst die Kardinäle bei außerordentlichen Anlässen um sich versammelte. Als nun in der ersten Nacht, die Niehans im Vatikan verbrachte, das Licht im Audienzsaal nicht erlosch, konnte es nur einen Grund dafür geben: Der schwerkranke Papst hatte die Kardinäle noch einmal zu sich gerufen, zum letzten Male wohl. Um von ihnen Abschied zu nehmen.

Die römischen Zeitungen brachten die Meldung in riesigen Lettern. Kein Zweifel, Pius XII. lag im Sterben. Die Meldungen wurden auch vom Sprecher des Radio Vatikan, Pater Pellegrino, nicht dementiert. Dieses Schweigen, diese absolute offizielle Informationsstille, bekräftigte die Gerüchte vom nahen Ende.

Zwei Wochen später zweifelte Niehans nicht mehr daran, daß der Papst die Zell-Injektionen vertrug. Er wußte aber auch, daß es mindestens sechs Wochen dauern würde, ehe der Patient selber spürbare Besserung empfinden konnte. Es gab Stunden, da der Papst am Verzweifeln war, sogar erwog, zurückzutreten. Es gelang Niehans, Pius immer wieder Hoffnung zu machen, ihn mit Vertrauen zu erfüllen. Und es waren keine Ausflüchte. Die Zeichen der Revitalisierung blieben unübersehbar. Allmähliche Gewichtszunahme waren Signale, daß die injizierten Zellen wirkten.

Sechs Wochen Geduld – hatte Niehans gesagt. Römischer Frühling, Blüten überall, der Duft von Oleander und Jasmin wehte durch die vatikanischen Gärten. Dann kam jener Morgen, an den Niehans geglaubt hatte. Er betrat das Schlafzimmer des Papstes zur Morgenvisite. Sein Biograph Kurt Joachim Fischer schildert es so:

Pius XII. begrüßte seinen Arzt mit einer ungewohnten Frage: »Wie haben Sie geschlafen, Dr. Niehans?«

»Ich? Gut wie immer.«

»Ich weiß: weit offenes Fenster, kalte Abwaschungen. Aber wenn Sie gut geschlafen haben, könnten sie mich doch auch einmal fragen, wie ich geschlafen habe.«

Da wußte Niehans, es war die Nacht, in der der Papst, zum ersten Mal seit vielen Monaten, wieder Schlaf gefunden hatte. Sechs Stunden Schlaf! Am gleichen Nachmittag unternahm der Papst mit Niehans, Schwester Pasqualina und Dr. Galeazzi-Lisi den ersten kurzen Spaziergang durch die Gärten des Vatikans. Ostern – Frühling – Auferstehung . . .

Mitte April gab es keinen Zweifel mehr: Niehans hatte es geschafft. Die Magenbeschwerden des Papstes waren abgeklungen, er nahm ständig leicht an Gewicht zu. Das Essen schmeckte wieder. Der Schluckauf schien endgültig besiegt.

»Habemus Papam«, riefen die Römer auf dem Platz vor dem Petersdom, als er sich nach langen Monaten wieder am Fenster seines Arbeitszimmers zeigte.

Ja, sie hatten den Papst wieder – die Römer, die Katholiken in aller Welt.

Kein Name stand in jenen Wochen in den Schlagzeilen der Zeitungen so oft im Mittelpunkt wie der Name Niehans, der umstrittene Arzt, der den Papst gerettet hatte.

Freilich: Dr. Galeazzi-Lisi versäumte keine Gelegenheit, darauf hinzuweisen, daß er es war, der dem Papst geraten hatte, Dr. Niehans zu konsultieren. Wenigstens ein kleiner Abglanz des Ruhms, der Niehans umgab, sollte auch auf ihn fallen.

Niehans kehrte in die Schweiz zurück. Der Ruhm kümmerte ihn nicht. Doch nun sah er die Chance, der Zellulartherapie endgültig die Anerkennung der Widersacher zu verschaffen. Der alljährliche Therapiekongreß der Ärzte in Karlsruhe stand bevor, ein wissenschaftliches Symposion, zu dem Ärzte aus aller Welt kamen. Überraschend meldete auch er sich an, nicht als stiller Zuhörer, sondern um vor diesem kritischen Gremium die medizinische Anerkennung der Zellulartherapie zu gewinnen.

Der Vortrag, den er dort hielt, hat Geschichte gemacht. Zwei
Stunden sprach Niehans.

»Nachdem ich nun«, so begann Dr. Niehans, »über fünftausend
Zellinjektionen gemacht habe, nachdem ich nun die Resultate
von 23 Jahren überblicken kann, möchte ich Ihnen die Ent-
stehung der Zellulartherapie bekanntgeben und einige Er-
fahrungstatsachen mitteilen.

Jede Zellinjektion ist im Grunde genommen eine tausendfache
Transplantation, wie wir sie aus der totalen Übertragung von
Drüsen kennen. Dabei sind aber die in den Muskel des Patienten
eingespritzten Zelllen, wie die Erfahrung gezeigt hat, viel
wirksamer als eine Organ-Übertragung in ihrer Gesamtheit
oder in schichtweiser Transplantation . . .«

An unzähligen Beispielen aus Krankengeschichten führte Dr.
Niehans den Nachweis, ohne den Ruhm für sich in Anspruch
zu nehmen, er sei der Erfinder der Zell-Injektionen. Am Ende
sagte Niehans:

»Tausend Zell-Injektionen sind keineswegs tausend Erfolge.
Wohl aber erleben wir überraschend eine Fülle günstiger
Resultate.

Es braucht viel Erfahrung und Einfühlungsvermögen, um für
diesen komplizierten Zellenstaat, den wir ›Mensch‹ nennen,
den wir noch so wenig erforscht haben, richtig disponieren
zu können.

Ich bin noch lange nicht so weit, wie ich es mir erwünsche.
Noch habe ich die Laborphase der Forschung nicht verlassen.
Und ich weiß, wenn bei dem einen oder anderen Patienten
der erhoffte Erfolg ausbleibt, ich, Niehans, trage die Schuld
und nicht die Zelle!«

Den Namen Pius XII. hatte er in seinem Vortrag mit keinem
Wort erwähnt. Er verließ das Rednerpult, insgeheim in der
Hoffnung, daß eine der großen Kapazitäten, einer der großen
Universitätsprofessoren ein, wenn auch bedingtes Ja, zu seinen
Methoden finden würde, über seinen Schatten springen könne.
Als Niehans am nächsten Morgen Karlsruhe verließ und in
die Schweiz zurückfuhr, wußte er: Die Skepsis war geblieben.
Als Außenseiter war er gekommen, als Außenseiter mußte er

gehen. Und was das Schlimmste war: Man hatte ihn nicht einmal zu einer Diskussion nach seinem Vortrag herausgefordert. Man schwieg. Die tödlichste Waffe. Jeden anderen als Niehans hätte sie vielleicht entnervt. Ein maßlos enttäuschter, aber kein gebrochener Niehans verließ den Therapiekongreß.

Es war schon im März 1954 vereinbart worden, daß Niehans im August noch einmal nach Rom zurückkehren werde, um mit einer zweiten Phase der Zell-Injektionen den positiven Einfluß der ersten Phase zu vertiefen. Der Papst weilte in der Sommerresidenz von Castel Gandolfo, in der Kühle der Albaner Berge. Kein Tag ohne Massenaudienzen oder Privataudienzen, der Papst hatte seine Arbeit mit einer Aktivität wieder aufgenommen als wäre er wenige Monate zuvor nicht dem Tod näher als dem Leben gewesen.

Eine Woche blieb Niehans in Castel Gandolfo, dann konnte er sicher sein, daß der Papst auch diese zweite Phase gut überstanden hatte. Es war kein Grund mehr, länger zu bleiben. Niehans nahm dem Papst noch das Versprechen ab, daß er jede Woche zwei Ruhetage strikt einhalten werde. Schwester Pasqualina wunderte sich, mit welcher Selbstverständlichkeit Pius dem Schweizer Arzt dieses Versprechen gab – und auch einhielt.

Bis zu jenem Tag, an dem die Rückkehr des Papstes von Castel Gandolfo nach Rom geplant war, einem trüben späten Novembertag des Jahres 1954. Der Papst hatte in eine schwere Schatulle Geheimpapiere verstaut, wollte sie auf seinen Schreibtisch stellen – und brach mit einem Schmerzensschrei zusammen. Mario Stoppa, sein Fahrer, der Gepäckstücke abholen wollte, fand ihn im Schreibtischsessel, zusammengekrümmt, das Taschentuch vor dem Mund, das Taschentuch war blutig. Wieder quälte der Schluckauf den Papst.

Schwester Pasqualina rief in Rom Dr. Galeazzi-Lisi an. Eine Stunde später ließ sich der Leibarzt vom Papst berichten, was geschehen war. Jeder andere Arzt wäre alarmiert gewesen. Hätte auf Magenblutungen geschlossen oder auf ein Magengeschwür, das durch die Last, die Pius hatte aufheben wollen, aufgebrochen war. Und das auf die tödliche Gefahr eines Magendurchbruchs hindeuten mußte.

Dr. Galeazzi-Lisi verordnete dem Patienten nichts - außer Ruhe. Und gab Anweisung, daß die Abreise des Papstes von Castel Gandolfo nach Rom auf den nächsten Tag verschoben werden sollte.

Quälende 24 Stunden. Der Papst behielt kein Essen. In der Nacht mußte er sich mehrere Male übergeben. Sein Gesicht war aschfahl. Mit übermenschlicher Kraft schleppte er sich am nächsten Nachmittag um 16 Uhr 30 in den Wagen, fuhr nach Rom zurück. Am Straßenrand standen Menschen, winkten, der Abschiedsgruß der einfachen Bauern. Nur im Unterbewußtsein nahm Pius es wahr, winkte zurück, zwang ein Lächeln auf sein Gesicht. Der Fahrer Mario Stoppa erzählte später, es sei ein Wunder gewesen, daß er nicht von der Straße abgekommen sei. Bei jedem Blick in den Rückspiegel, beim Anblick des Papstes, der mehr einem Toten als einem Lebenden glich, habe er weinen müssen wie ein kleines Kind.

Eine Woche lang bemühte sich Dr. Galeazzi-Lisi um den Patienten. Er hatte ein neues Magen-Darm-Mittel entwickelt, das er – typisch für ihn – »Darmkur Galeazzi-Lisi-Sonchini« nannte. Das Medikament blieb ohne sichtbare Wirkung.

Der Papst hatte hohes Fieber, seine Bauchdecke war übermäßig gespannt, er klagte über Leibschmerzen. Wieder Symptome, die jeden Medizinstudenten im siebten Semenster signalisiert hätten: Magendurchbruch, Gefahr einer Bauchfellentzündung.

Aber Dr. Galeazzi-Lisi war zu stolz, Spezialisten zu alarmieren. Was er unterließ, tat Schwester Pasqualina. Sie rief Professor de Stefano, Chefarzt der Klinik »Salvatore Mundi« an, den sie kannte. Und sie schickte ein Telegramm nach Clarens, an Dr. Niehans.

Das Telegramm traf Niehans wie ein Blitz aus heiterem Himmel. Einen Tag später stand Niehans am Bett des Papstes. Untersuchte ihn, besprach sich mit Professor de Stefano. Und forderte ein »großes Consilium«, verlangte, daß zwei weitere Spezialisten zu Rate gezogen würden: der bedeutendste römische Chirurg Professor Paolucci sowie der Internist Professor Gasbarini aus Bologna.

Was Dr. Galeazzi Lisi über eineinhalb Wochen lang versäumt hatte, nahm Niehans in die Hand. Denn hier – das wußte er – war für eine neue Phase der Zell-Injektionen kein Platz mehr. Das »große Consilium« wurde zur großen Konfrontation zwischen dem »Außenseiter« Niehans und den bedeutenden und berühmten italienischen Koryphäen der herkömmlichen Medizin. Paolucci, Gasbarini und De Stefano bestanden auf sofortiger Operation des Papstes. Niehans wehrte sich leidenschaftlich dagegen. In der Diagnose stimmten alle drei überein: Es mußte sich um eine Zwerchfellverklemmung handeln, ausgelöst durch die schwere Schatulle, an der sich der Papst überhoben hatte.

Professor Paolucci plädierte für eine sofortige Operation des Papstes. Niehans konterte scharf und ließ an seiner Meinung keinen Zweifel, daß eine Operation, angesichts des schwachen Allgemeinzustandes des Papstes, einem Todesurteil gleichen könne. Dr. Galeazzi-Lisi hielt sich im Hintergrund, gab keine Meinung ab.

Dr. Niehans kritisierte die Schulmediziner nicht nur, er hatte auch eine Konzeption aus seiner Erfahrung als Chirurg, aus jenen Jahren in denen er oft genug mit Fällen von Zwerchfellverklemmung zu tun hatte. Seine Therapie: durch Anästhesie in der oberen Schlüsselbeingrube mit Novocain das Zwerchfell zu lähmen, dem Patienten dann Kartoffelbrei einzuflößen, um den Magen zu beschweren und ihn abzusenken.

Professor Dr. Gasbarini schien aufmerksam zuzuhören, ohne sich indes bereits in den Widerstreit der Meinungen einzuschalten. Dr. Galeazzi-Lisi blieb weiterhin meinungs- und wortlos passiv, stumm und war nicht mehr als eine Marionette. Auch diesmal überfordert – wie in den Jahren seit 1939, als er zum Leibarzt des Papstes avancierte.

Was Niehans bei dieser Beratung selbst nicht erwartet hätte, geschieht: Dr. Gasbarini neigt der Auffassung zu, den Papst nicht zu operieren. Sein Kollege Paolucci verläßt die Beratung – und ruft eine Pressekonferenz ein, ohne vatikanische Genehmigung, aus reiner Verärgerung gegen den Außenseiter Niehans. Und während die Journalisten den Attacken zuhören, die

Paolucci gegen Niehans vorbringt, schließt sich Dr. Gasbarini der Meinung des Schweizers an: Keine Operation. Vielleicht war dies die tiefste Bestätigung, die Dr. Niehans – seit Monaten in der wirklichen und effektiven Rolle des Leibarztes des Papstes – erleben konnte.

Es blieb dabei: keine Operation. Niehans hatte verhindern können, was er seiner Meinung nach verhindern muße. Das andere – es sollte Sache von Dr. Gasbarini sein.

Es stimmte ihn nicht traurig, daß an diesem Tag, dem 4. Dezember 1954, Professor Gasbarini die weitere Behandlung des Papstes übernahm.

Die Weichen zur Therapie hatte letzten Endes ja er gestellt. Er war nicht vom Ehrgeiz gejagt. Er hatte seinen Teil beigetragen, den Papst aus einer neuen Krise herauszubringen. Wer den medizinischen Rest erledigte, spielte keine Rolle. In Clarens war viel zuviel für ihn zu tun.

Das Telegramm, das er Mitte Dezember aus Rom erhielt, machte ihn genauso glücklich wie jener Morgen, an dem der Papst gesagt hatte: »Ich habe endlich wieder einmal tief geschlafen.«

Daß Dr. Galeazzi-Lisi sich von diesem Tag an ganz an Dr. Gasbarini anschloß – es hätte überhaupt nicht eigens erwähnt werden müssen . . .

Der Papst wußte, was er Dr. Niehans zu verdanken hatte. 1955 berief er ihn in die päpstliche Akademie der Wissenschaften – an Stelle des verstorbenen Penicillin-Entdeckers Sir Alexander Fleming. Dr. Niehans ging seinen Weg weiter. Seine Tätigkeit als »Leibarzt auf Zeit« war zu Ende. Vier Jahre später kehrte er nach Rom zurück . . .

Schwester Pasqualina hatte ihm das Telegramm geschickt: »Wenn Sie von Seiner Heiligkeit Abschied nehmen wollen, kommen Sie sofort.« Niehans nahm die nächste Maschine von Genf nach Rom und fuhr in einem Taxi hinaus nach Castel Gandolfo. Es war der 8. Oktober 1958. Zwei Tage vorher war der Papst zusammengebrochen. Spasmus im Bereich der Hauptschlagader im Gehirn, lautete Dr. Gasbarinis Diagnose. Wenn sich daraus eine Thrombose entwickeln würde – das wußte der Professor aus Bologna –, gab es keine Rettung mehr für den Papst. Er injizierte Nikotinsäure und gab Medikamente, um das Blut flüssig zu halten. Er beorderte andere Spezialisten an das Krankenbett des Papstes, sogar den amerikanischen Herzspezialisten Dr. Paul Dudley, Dwight D. Eisenhowers Leibarzt. Am Morgen des 8. Oktober waren es sieben Ärzte, die um das Leben des Papstes kämpften. Mitten unter ihnen Dr. Galeazzi-Lisi. Keiner ahnte, daß er eine Mini-Kamera bei sich hatte. Keiner kümmerte sich darum, daß er sich immer wieder Notizen machte, jede Bemerkung notierte, die die Ärzte untereinander austauschten. Ein Satan war im Vatikan ...

An diesem Morgen verlor Pius XII. das Bewußtsein, die befürchtete Thrombose war eingetreten. Die Ärzte gaben den Kampf dennoch nicht auf – wider alle Hoffnung. Dr. Gasbarinis Mittel sind Kampfer, Eupavarin, Sauerstoff, Nährlösungen, die durch die Nase des Papstes in einem Schlauch zum Magen geleitet werden.

Um die Mittagszeit dieses Tages geschah Makabres. Die beiden italienischen Zeitungen »Il Tempo« und »Giornale d'Italia« erschienen in Sonderausgaben mit schwarzem Trauerrand und der Schlagzeile: Der Papst ist tot! Die Staatsanwaltschaft mußte einschreiten. Die Zeitungen, soweit sie den Händlern nicht schon aus den Händen gerissen worden waren, wurden beschlagnahmt. Um die Verwirrung nicht noch zu steigern, gab von nun an der Sprecher von Radio Vatikan stündlich Durchsagen. Um 16 Uhr 15 verlas Pater Pellegrino ein ärztliches Bulletin:

»Das Krankheitsbild des Papstes hat sich zusehends verschlechtert. Die energische Behandlung, die angewandt wurde, hat nicht das erhoffte Ergebnis gehabt. Temperatur 38,2, Blutdruck 140/90, Puls 140, Atmung 38. Ein ernster Herz-Lungen-Kollaps entwickelt sich.«

Um 17 Uhr 30 berichtete der Vatikansender: »Unsere schwachen Hoffnungen sind nun fast völlig gesunken. Die Ärzte sagen, der Heilige Vater wird so lange leben, wie sein Blutdruck erhalten bleibt und seine Lungen arbeiten. Das mag eine Stunde oder 24 dauern.«

Um diese Zeit fuhr ein Taxi vor dem päpstlichen Schloß in Castel Gandolfo vor. Polizisten hatten das Portal abgeriegelt. Aus dem Auto stieg ein hochgewachsener Mann, weißes Haar, dunkler Anzug, Professor Dr. Niehans. Es dauerte ein paar Minuten, der wachhabende Polizeioffizier telefonierte, dann öffnete sich für Niehans die kleine Pforte neben dem riesigen Portal.

Minuten später betrat er das Zimmer des Sterbenden. Überrascht sah Dr. Gasbarini auf, er erkannte Niehans sofort. Für den Bruchteil einer Sekunde wurde jene Begegnung vor vier Jahren wieder lebendige Gegenwart, die heiße Diskussion: Operation oder nicht?

Niehans nickte den Ärzten schweigend zu, ging zum Bett des Papstes, kniete nieder und küßte die Hand des tief Bewußtlosen. Einige Augenblicke verharrte er so, dann stand er auf und verließ schweigend den Raum.

Am 9. Oktober, morgens um 3 Uhr 53 begannen die Glocken der Kirchen von Castel Gandolfo zu läuten. Über Radio Vatikan kam die Meldung:

»Papst Pius XII. ist gestorben. Pius XII., der geachtetste und verehrteste Mensch dieses Jahrhunderts und einer der großen Päpste der Kirche, ist heute, am 9. X. 1958, um 3 Uhr 52 in die Ewigkeit eingegangen. Eugenio Pacelli war am 2. März 1876 geboren und wurde unter dem Namen Pius XII. am 2. 3. 1939 zum Papst gewählt. Er erreichte somit ein Alter von 82 Jahren, 7 Monaten, 7 Tagen. Sein Pontifikat dauerte 19 Jahre, 7 Monate und 7 Tage. Die katholische Kirche und die ganze Welt, zu deren Frommen er seine ausgezeichneten Energien des Geistes, des Herzens und der Aktion verwandte, sammeln sich um seinen Leichnam in Trauer . . .«

Die Ärzte hatten den Toten verlassen. Die Spezialisten, hochberühmte Professoren, die drei Tage lang vergebens versucht hatten, das Leben des Papstes zu retten. Professor Dr. Niehans saß am offenen Fenster seines Hotels Halder in Rom. Dunkel schimmerte in der sternklaren Herbstnacht die Kuppel des Petersdomes zu ihm herüber.

Nur Dr. Galeazzi-Lisi war im Sterbezimmer zurückgeblieben . . .

Die Bombe platzte am 18. Oktober. Am Tag zuvor war der Leichnam des Papstes in der Krypta des Petersdomes beigesetzt worden. In der Sixtinischen Kapelle hatten sich die Kardinäle versammelt, um den Nachfolger zu wählen.

Die römische Tageszeitung »Il Tempo« veröffentlichte unter der Schlagzeile »Vier Tage am Bett des mit dem Tode ringenden Papstes« die tagebuchartigen Aufzeichnungen, die Dr. Galeazzi-Lisi gemacht hatte und brachte Fotos, die der Leibarzt vom sterbenden Papst aufgenommen hatte.

Eines zeigte den Papst mit dem Schlauch, der durch die Nase in den Magen führte. Ein anderes eine Sauerstoffkanüle im Mund des Papstes. Über die letzten Stunden des Papstes schrieb Dr. Galeazzi-Lisi in diesen Aufzeichnungen:

»Dienstag, 20.00 Uhr: Es war nicht notwendig, den Katheterismus zu wiederholen, da der Heilige Vater spontan eine ausreichende Menge Urin ausgesondert hat. Temperatur 37, Puls 82, Atmung 24, Blutdruck 110 bis 130.«

3 Uhr 30: Blutdruck 60. Das Ende kommt rasch heran. Wir wollen den Heiligen Vater nicht länger mit Einspritzungen und Untersuchungen quälen. Sie haben sowieso keine Bedeutung mehr.«

3 Uhr 52: Jemand der Anwesenden sagt: Er ist tot. Ich antworte: Nein, er ist nicht tot. Er atmet noch. In der Tat machte er noch zwei Atemzüge, jedoch mit erheblichem Abstand. Dann floß ein kleines Rinnsal schwärzlichen Blutes aus dem linken Mundwinkel herunter. Schließlich neigte er sein Haupt.«

Am gleichen Tag erschien in der englischen Zeitung »Sunday Pictorial« unter der Überschrift »Unsere letzten 70 Stunden zusammen« eine andere Auswahl der Tagebuchaufzeichnungen. Und in der Mailänder Massenillustrierten »Oggi« servierte Dr. Galeazzi-Lisi eine dritte Auswahl.

24 Stunden nachdem »Il Tempo« erschienen war, berief Galeazzi-Lisi eine Pressekonferenz ein. Einer der Journalisten, der sich auch von jenen Kollegen distanzierte, die die Veröffentlichung der Tagebuchaufzeichnungen erst ermöglicht hatten, nannte Galeazzi-Lisi einen Schakal, warf ihm vor, er habe die Leiche des Heiligen Vaters verkauft.

Galeazzi-Lisi antwortete: »Ich bin kein Schakal. Ich bin ein gutmütiger Mensch. Was wollen Sie eigentlich? Meine Schweigepflicht ist mit dem Tod des Papstes beendet.«

Einige Tage später entlarvte die römische Zeitschrift »Lo Specchio« die Geldgier des einstigen Leibarztes. Sie enthüllte, daß Galeazzi-Lisi ihr zuerst den dann von »Il Tempo« veröffentlichten Tagebuchbericht und die Fotos für eineinhalb Millionen Lire angeboten habe. Nachdem sie abgelehnt habe, habe Galeazzi-Lisi verschiedene Auszüge an den römischen »Tempo« und die Turiner »Stampa« für je 850 000 Lire verkauft. Einen weiteren Bericht habe er für 3000 Pfund an das Londoner Massenblatt »Sunday Pictorial« verkauft und außerdem einen Scheck über sechs Millionen französische Francs vorgezeigt, die ihm die französische Illustrierte »Paris Match« für eine Exklusiv-Story bezahlt habe. Galeazzi-Lisi habe sich in diesem Zusammenhang damit gerühmt, »wie einst Mussolini« ein Honorar von einem Dollar pro Wort bezogen zu haben.

Weitere Enthüllungen folgten. Der linksliberale Mailänder »Giorno« berichtete, Galeazzi-Lisi habe bereits vor längerer Zeit einer amerikanischen Illustrierten gegen hohes Honorar Fotos verkauft, die den Heiligen Vater im Pyjama und bei der Morgengymnastik auf einem elektrischen Pferd zeigten. Diese Fotos seien bereits von Galeazzi-Lisi im Jahre 1956 geschossen worden. Auch Pius XII. habe davon erfahren, aber dem Leibarzt verziehen, als dieser ihm auf den Knien versprochen hatte, die anstößigen Bilder zurückzukaufen und zu vernichten.

Der Fall Galeazzi-Lisi wurde zu einem Fall für die römische Ärztekammer und endete mit einem Berufsverbot für Galeazzi-Lisi, gegen das er bei der Zentralkommission der sanitären Berufe, einer Abteilung des italienischen Innenministeriums, Berufung einlegte.

Noch ehe die Zentralkommission ein neues Urteil gefällt hatte, erschienen in dem Pariser Verlag Flammarion die Erinnerungen des ehemaligen Leibarztes unter dem Titel: »Im Schatten und im Licht Pius XII.« Kaum jemand interessierte sich dafür.

Die juristischen Auseinandersetzungen gingen weiter. Die Zentralkommission verwarf Galeazzi-Lisis Berufung. Der einstige Leibarzt legte beim obersten italienischen Kassationshof erneut Beschwerde ein. Der Kassationshof gab das Verfahren an die römische Ärztekammer wegen eines Formfehlers zurück.

Das Verfahren war noch in der Schwebe, als Galeazzi-Lisi in ärmlichen Verhältnissen in Rom am 16. November 1968 im Alter von 77 Jahren einem Herzleiden erlag. Die Justiz konnte die Akte Galeazzi-Lisi schließen.

Ein Rätsel bleibt dennoch zurück: Wie konnte ein hoch intelligenter Mensch wie Pius XII. sich einem Arzt wie Dr. Galeazzi-Lisi anvertrauen? Der Mailänder »Giorno« versuchte die Frage zu beantworten:

»Nach der Skandalaffäre Galeazzi-Lisi haben wir endlich den Schlüssel, um die – in mancher Hinsicht – rätselhafte Persönlichkeit Pius XII. zu begreifen. Eugenio Pacelli war in allererster Linie ein argloser Mensch, ein guter Priester ohne jegliche Lebenserfahrung. Und das erklärt viele Dinge.«

Adolf Hitler

Boldt, Gerhard: Hitler – Die letzten zehn Tage, Ullstein Vlg., Frankfurt – Berlin 1973

Fest, Joachim C.: Hitler, Propyläen-Verlag, Ullstein, Frankfurt – Berlin 1973

Irving, David: Hitlers Krankheiten, Stern 25–29/1969

Bullock, Allan: Hitler – eine Studie über Tyrannei, Droste-Verlag, Düsseldorf 1953

Lange/Eichbaum: Genie, Irrsinn und Ruhm, Ernst Reinhardt Verlag, München/Basel 1967

Langer, Walter C.: Das Adolf-Hitler-Psychogramm, Molden Verlag, Wien 1973

Maser, Werner: Adolf Hitler – Legende, Mythos, Wirklichkeit, Bechtle Verlag, München/Esslingen 1971

Braunmühl, Dr. von: War Hitler krank?, Stimmen der Zeit Nr. 8/1954

Röhrs, Hans-Dietrich: Hitler – Die Zerstörung einer Persönlichkeit, Vowinkel, Neckargemünd 1965

Reiber, Helmut: Lagebesprechungen im Führerhauptquartier, Deutscher Taschenbuch Verlag, München 1962

Trevor-Roper, H. R.: Hitlers letzte Tage, Verlag Ullstein, Frankfurt/Berlin 1965

Sauerbruch, Ferdinand: Das war mein Leben, Kindler Verlag, München 1951

Treue, Wilhelm: Mit den Augen ihrer Leibärzte, Droste-Verlag, Düsseldorf 1955

Venzmer, Gerhard: Macht und Ohnmacht der Großen, Südwest Verlag, München 1970

Zoller, Albert: Hitler privat – Erlebnisbericht einer Geheimsekretärin, Droste Verlag, Düsseldorf 1949

Trials of War Criminals before the Nuernberg Military Tribunals, US Government Printing Office Washington, Bände 1-12

John F. Kennedy

Travell, Janet: Office Hours – Day and Night, World Publishing Company, New York 1968

Brooks, Stewart M.: Our Murdered Presidents – The Medical Story, Frederic Fell, New York 1966

Mancester, William: Der Tod des Präsidenten, S. Fischer, Frankfurt 1967

Warren Report: Herausgegeben von R. Kempner, Kiepenheuer und Witsch, Köln 1964

Joesten, Joachim: Die Wahrheit über den Kennedy-Mord, Schweizer Verlagshaus, Zürich 1966

Moody, Sidney C.: Triumph und Tragödie der Kennedys, Hoffmann und Campe, Hamburg 1968

Schwarz, Urs: Kennedy 1917 – 1963, C. J. Bucher, Luzern 1964

Frank, Elke: John F. Kennedy, Colloqium Verlag, Berlin 1968

Donovan, Robert J.: Kennedy auf PT 109, Kindler Verlag, München 1962

Sorensen, Theodore C.: Kennedy, Piper, München 1966

Salinger, Pierre: Mit J. F. Kennedy, Econ Verlag, Düsseldorf 1967

Joesten, Joachim: Präsident Kennedy, Deutsche Vlg-Anstalt, Stuttgart 1960

Lincoln, Evelyn: Zwölf Jahre mit John F. Kennedy, Lorch Verlag, Frankfurt 1966

Saturday Evening Post Nr. 14/1963

Today's Help Nr. 2/1961

Time-Magazin 23. Juni 1961

New York Magazine 8. 2. 1971

Time, 18. Dezember 1972

Newsweek 18. Dezember 1972

Life 23. 6. 1961

W. J. Lenin

Lenin: Ausgewählte Werke in 6 Bänden, Dietz Verlag, Ostberlin

Lenin: Ausgewählte Werke, Brücken Verlag, Düsseldorf 1970

Weber, Hermann: Lenin, Rowohlt monographie, 1970

Lukács, Georg: Lenin, Luchterhand, Neuwied 1969

Payne, Robert: Lenin – sein Leben und sein Tod, München 1965

Braun, A.: Krankheit und Tod im Schicksal bedeutender Menschen, Enke Verlag, Stuttgart 1940

Springer, B.: Die genialen Syphilitiker, Berlin-Nikolassee 1926

Mühr, Alfred: Das Wunder Menschenhirn, Walter Verlag, Freiburg 1957

Lange-Eichbaum: Genie, Irrsinn und Ruhm, Reinhardt Verlag, München – Basel 1961

Shub, David: Lenin, Limes Verlag, Wiesbaden 1952

Lewin, Moshé: Lenins letzter Kampf, Hoffmann & Campe, Hamburg 1970

Balabanoff, Angelica: Lenin, Vlg. f. Literatur und Zeitgeschichte, Hannover 1961

Lebert, Norbert: Das Herz schlägt im Gehirn, Weltbild 8 und 9/1961

Stehle, Hans Jakob: Blick auf Lenin, Frankf. Allg. Zeitung 7. 11. 57

Napoleon Bonaparte

Cases, Las: Tagebuch über Napoleons Leben, 6 Bände, Arnoldische Buchhandlung, Dresden 1823

Antiommarchi, F.: Derniers Moments de Napoleon, Tharlier, Bruxelles 1825

Aubry, Octave: Napoleon, E. Rentsch, Erlenbach 1948

O'Meara, B. E.: Napoleon in der Verbannung, 4 Bände, G. Hilscher, Dresden 1822

Aretz, Paul: Napoleons Gefangenschaft und Tod, Carl Reissner, Dresden 1921

Mereschowskij, Dimitri: Napoleon, Knaur, Berlin 1927

Forshufvud, Sten: Mord an Napolen, Econ Verlag, Düsseldorf 1962

Venzmer, Gerhard: Macht und Ohnmacht der Großen, Südwest Verlag, München 1970

Treue, Wilhelm: Mit den Augen ihrer Leibärzte, Droste Verlag, Düsseldorf 1955

Lange-Eichbaum/Kurth: Genie, Irrsinn und Ruhm, Ernst Reinhardt Verlag, München 1967

Ciba-Zeitschrift Basel: Napoleon und seine Ärzte, April 1940

Ciba-Symposium: Napoleons letzte Krankheit, August 1957

Bumke, O.: Lehrbuch der Geisteskrankheiten, Bergmann, München 1924

Cabanés, A.: Napoleon était-il malade, Michel, Paris 1911

Dumstrey, F.: Der erste Napoleon, Wigand, Leipzig 1909

Evita Perón

Silvain, Reiner: Eva Perón, Flammarion, Paris 1960

Barager, Joseph R.: Why Perón came to Power, A. Knopf, New York 1968

Mende, Raul A.: Der Justizialismus, Buenos Aires 1952

Owen, Frank: Perón – His Rise and Fall, Cresset Press, London 1957

Cowles, Fleur: Bloody Precedent: The Perón Story, Frederick Muller Ltd, London 1952

Perón, Eva: La Razón de mi Vida, Buenos Aires 1950

Withaker, Arthur P.: Argentine Upheavel, New York 1956

Alexander, Robert J.: The Perón Era, New York 1951

Blanksten, George I.: Perón's Argentina, Chicago 1953

Rivas, Nelly: Memoires (New York Herald Tribune 1961)

Jordan, David C.: Nationalism in Contemporary Latin America, New York 1966

Papst Pius XII.

Konstantin Prinz von Bayern: Der Papst, Kindler Verlag, Bad Wörishofen 1952

Raffalt, Reinhard: Ein römischer Herbst, Prestel Verlag, München 1958

Burg, J. G.: Sündenböcke, G. Fischer Vlg. 1967

Falconi, Carlo: Das Schweigen des Papstes, Kindler Verlag, München 1965

Fischer, Kurt Joachim: Niehans, Arzt des Papstes, Wilhelm Andermann Verlag, München 1957

McGrady, Patrick M.: Wieder jung werden, Molden Verlag, Wien 1968

Schmidt, J./Stein, J.:Zellforschung und Zellulartherapie, Verlag Hans Huber, Bern 1963

Friedrich, Rudolf: Medizin von morgen, Süddeutscher Verlag, München 1955

Glaser, Hugo: Dramatische Medizin, Orell Füssli Verlag, Zürich 1959

Niehans, Dr. Paul: Einführung in die Zellulartherapie, Verlag Hans Huber, Bern 1957

Die Zellulartherapie, Urban und Schwarzenberg, München 1954

Von der Zelle zur Zellulartherapie, Verlag Hans Huber, Bern 1962

20 Jahre Überpflanzung innersekretorischer Drüsen, Verlag Hans Huber, Bern 1963

Die Zelle als Trägerin des Lebens, Eigenverlag Niehans Biologische Behandlung kranker Organe von Menschen und Tieren, Verlag Hans Huber, Bern 1948

Zellen von schwarzen Schafen sind reich an Vitamin B Eigenverlag Niehans

Krebs, Eigenverlag Niehans, 1969

Galeazzi-Lisi, Dr. R.: Dans l'Ombre et dans Lumière de Pie XII, Flammarion, Paris 1962